ARCHIV FÜR TIERERNÄHRUNG

UNTER MITWIRKUNG VON

Prof. Dr. Dr. W. Lenkeit, Göttingen. Prof. Dr. K. Nehring, Rostock
Prof. Dr. Dr. Dr. h. c. Dr. h. c. Dr. h. c. A. Scheunert, Potsdam-Rehbrücke
Prof. Dr. Dr. W. Wöhlbier, Stuttgart-Hohenheim

HERAUSGEGEBEN VON

ERNST MANGOLD

Prof. Dr. med. Dr. phil. Dr. med. vet. h. c. Dr. agr. h. c. Dr. agr. h. c.
Direktor em. des Instituts für Tierernährungslehre
der Humboldt-Universität Berlin

6. BAND
Ausgegeben am 16. JULI 1956
HEFT
4

AKADEMIE-VERLAG · BERLIN

ARCH. TIERERNÄHRUNG · 6. BAND NR. 4 · S. 193–256 · BERLIN · 16. JULI 1956

INHALT

Das Archiv für Tierernährung erscheint zweimonatlich in Heften zu 64 Seiten im Format 17,5 × 25 cm. Der Preis des Heftes beträgt DM 8,50. 6 Hefte werden zu einem Band vereinigt. Der Besteller muß sich zur Abnahme eines Bandes verpflichten. Die Hefte werden jeweils einzeln berechnet. Im Jahre erscheint nicht mehr als 1 Band. Bestellungen werden direkt an den Akademie-Verlag GmbH., Berlin W 8, Mohrenstraße 39 oder über eine wissenschaftliche Buchhandlung erbeten.

Manuskriptsendungen — zugelassen sind die vier Kongreßsprachen — sind an den Herausgeber, Herrn Prof. Dr. Ernst Mangold, Berlin N 4, Invalidenstr. 42, zu richten. Mit der Veröffentlichung geht das alleinige Verlagsrecht an das Archiv für Tierernährung über. Daher müssen Arbeiten, die bereits an anderer Stelle veröffentlicht worden sind, zurückgewiesen werden. Die Verfasser verpflichten sich, Manuskripte, die vom Archiv für Tierernährung angenommen worden sind, nicht an anderer Stelle zu veröffentlichen.

Die Verfasser erhalten von größeren wissenschaftlichen Arbeiten 50 Sonderdrucke unentgeltlich. Den Manuskripten beiliegende Zeichnungen müssen sauber, in zweifacher Größe ausgeführt sein. Wenn sie nicht voll reproduktionsfähig nach den Vorschriften des Normblattes DIN 474 eingereicht werden, ist die Beschriftung nur mit Bleistift einzutragen. Zur Herstellung von Netzätzungen sind nur einwandfreie Photographien brauchbar.

Für alle Literaturzitate sind die Vorschriften des Normblattes DIN 1502 und 1502 Beiblatt I maßgebend. Die Zitate müssen den Verfasser (mit den Anfangsbuchstaben der Vornamen), den vollständigen Titel der Arbeit und die Quelle mit Band, Seitenzahl und Erscheinungsjahr enthalten. Das Literaturverzeichnis soll alphabetisch geordnet sein.

Herausgeber und verantwortlich für den Inhalt: Prof. Dr. med. Dr. phil. Dr. med. vet. h. c. Dr. agr. h. c. Dr. agr. h. c. Ernst Mangold, Berlin N 4, Invalidenstraße 42 (Fernruf 42 49 64). Verlag: Akademie-Verlag GmbH., Berlin W 8, Mohrenstraße 39 (Fernruf: 20 03 86); Postscheckkonto: 350 21. Bestell- und Verlagsnummer dieses Heftes 1010/VI/4. Das Archiv für Tierernährung erscheint vorläufig jährlich in 1 Band zu 6 Heften. Bezugspreis je Einzelheft DM 8.50, ausschließlich Porto und Verpackung. Satz und Druck: Robert Noske, Borna (Bez. Leipzig). Veröffentlicht unter der Lizenz-Nr. 1213 des Amtes für Literatur und Verlagswesen der Deutschen Demokratischen Republik. Printed in Germany.

Aus dem Veterinärphysiologischen Institut der Hochschule Gießen und dem Forschungslaboratorium der Zellstofffabrik Waldhof, Mannheim-Waldhof

A. HOCK, V. HORN, G. DOST

Über die Unterschiede im wachstumsfördernden Wert des Eiweißes verschiedener Trockenhefen

1. Einleitung

Wenn man die von verschiedenen Autoren mitgeteilten Werte für die biologische Wertigkeit (BW) des Eiweißes von Trockenhefen nach dem Verfahren der Stickstoffretention von THOMAS und MITCHELL miteinander vergleicht, so kommt man zu der Auffassung, daß zwischen Trockenhefen verschiedener Herkunft recht große Unterschiede bestehen können [1]. So werden z. B. für insgesamt 7 von verschiedenen Untersuchern geprüfte Brauereitrockenhefen (Sacch. cerevisiae) Werte zwischen 61 und 81 und für 2 Torula-Hefen von 45 bzw. 49 berichtet [2, 3, 4, 5]. Auch andere Methoden zur Bestimmung des biologischen Wertes, vor allem Aufzuchtversuche mit weißen Ratten, ergaben recht unterschiedliche Werte [6, 7, 8, 9, 10] und sprechen daher ebenfalls für bei anderen Eiweißarten in diesem Ausmaß unbekannte Qualitätsschwankungen des Hefeeiweißes verschiedener Herkunft. So fanden H. FINK und A. HOCK [8] Zuwachswerte (bez. auf Milcheiweiß = 100) für 2 Brauereihefen von 54 bzw. 84 und für 3 Torula-Hefen, die auf Buchenholz-Sulfitablauge oder Holzzucker gezüchtet waren, von 33–34. Bei allen diesen Ergebnissen fällt ferner auf, daß die industriell gewonnene Torulopsis utilis im biologischen Wert ihres Eiweißes den auf Malzwürzen oder Melassenährböden gezüchteten Sacch. cerevisiae-Arten unterlegen ist. Es sprechen jedoch nicht alle Befunde für eine derartige Annahme. So berichten z. B. H. FINK und A. HOCK in der zitierten Arbeit [8] auch von einer auf Stroh-Vorhydrolysat gezüchteten *Torula-Trockenhefe*, deren mittlerer Zuwachs-Wert am 30. und 60. Versuchstag 64% des Wertes der besten Brauereihefe betrug und der am 90. Versuchstag mit 85% nicht mehr signifikant verschieden war. Später (1950) berichtet A. HOCK [11] von einer Industrie-Trockenhefe, deren Wachstumswert bei gleicher Versuchsmethodik 30% unter demjenigen von Milcheiweiß lag und damit den früher [8] gefundenen besten Werten von Brauereitrockenhefe von 84% des Milcheiweißes ebenfalls schon recht nahe kam.

Trotz dieser Unterschiede in der ernährungsphysiologischen Wirkung kann es nach Untersuchungen von H. FINK und A. HOCK [7, 8], ferner nach bestätigenden späteren Berichten von J. A. GOYCO und C. F. ASENJO [10, 12] als sicher angesehen werden, daß ein wichtiger Faktor für die mangelnde biologische Vollwertigkeit aller Hefeeiweißarten durch einen relativen Mangel an S-Aminosäuren und zwar speziell an Cystin verursacht ist; bei allen Trockenhefen verursacht eine Zulage von 2–4% des Eiweißes (Rohprotein = RP = x 6,25) eine erhebliche Steigerung der Wachstumswerte.

Cystin und in allerdings etwas höheren Dosen auch Methionin verhüten ferner gewisse ernährungsbedingte Lebernekrosen, die unter anderem durch Diäten erzeugt werden können, deren Eiweißanteil zum übrwiegenden Teil (mindestens 80%) durch Trockenhefe gestellt wird. Diese Schädigungen sollen jedoch nicht zusammen mit der Bedeutung des Hefeeiweißes als Nahrungsprotein diskutiert werden, da hier wohl noch andere biologische Reaktionen als der intermediäre N-Stoffwechsel in Betracht zu ziehen sind; dies beweist unter anderem, daß sie durch Zulage einer Reihe von Wirkstoffen wie z. B. Tocopherol oder Vitamin K, ferner durch Hemmung der Darmflora, verhütet werden können [1]. Auf Ursache und Verhütung dieser alimentären Schädigung wird in einer folgenden Arbeit noch näher eingegangen werden, wobei auch die Frage diskutiert werden soll, in welchem Ausmaß zwischen einzelnen Trockenhefen Unterschiede in der „nekrogenen" Wirkung bestehen.

Im Rahmen der vorliegenden Untersuchungen soll vor allem die Frage untersucht werden, ob zwischen technisch gezüchteten Torula-Trockenhefen (im folgenden Wuchshefen genannt) verschiedener Herkunft im biologischen Wert des RP gegenüber Brauereitrockenhefen grundsätzliche Unterschiede bestehen. Nach den diskutierten Befunden der Literatur [1–11] scheint hier eine weitere Klärung notwendig. Weiterhin erschien es interessant, durch diese Versuche Angaben über den *biologischen Wert des Eiweißes heutiger Wuchshefen* zu liefern; die in der Literatur mitgeteilten Werte betreffen z. T. Industrieprodukte, die heute nicht mehr hergestellt werden.

Im folgenden wird über *Wachstumsversuche* berichtet werden, bei denen 6 Wuchshefen und 2 Brauereitrockenhefen verschiedener Herkunft den RP-Anteil der Versuchsdiäten zu 80% deckten und im übrigen auf möglichste Nährstoffgleichheit geachtet wurde.

Zur Vermeidung der erwähnten alimentären Leber- und Nierenschäden erhielten alle Gruppen 30 mg% der Diät an Tocopherol. Auf diese Weise starb kein Tier an dieser spezifischen Schädigung, desgleichen konnten in keinem Falle makroskopische oder mikroskopische Schädigungen der Lebern festgestellt werden. Die früher [6, 7, 8] häufig beobachteten Störungen der Versuche durch die alimentäre Schädigung wurden hiermit vermieden und die erzielten Wachstumswerte waren besser miteinander vergleichbar. Eine Beeinflussung des Wachstums selbst erfolgt durch diese Zulage nicht [12].

2. Versuchsmethodik

Im Prinzip lehnte sich die Methodik der Wachstumsversuche an frühere Arbeiten von A. HOCK [6, 7] an. Das optimale RP einer Standardernährung wurde bei den einzelnen Versuchsdiäten in N-äquivalenter Menge durch das RP der verschiedenen Trockenhefen ersetzt. Das vollwertige Vergleichsprotein wurde durch Magermilchpulver zu gleichen RP-Anteilen gestellt.

Der Gesamt-RP-Gehalt sämtlicher Diäten lag in Analogie zu den erwähnten früheren Arbeiten [6, 7] bei 10%. 10% der Diäten (=11% d. Gesamt-RP) bestand

Tabelle 1: *Chemische Zusammensetzung der verwendeten Futtermittel*
Angaben in % oder mg% bezogen auf lufttrockene Substanz

Futtermittel	Tr. S.	Roh-protein (N×6,25)	Mineralstoffe %				Schwefel		Vitamine (mg %)			
	%	%	CaO	K	Na	P_2O_5	ges.	organ.	Thiamin	Ribo-flavin	Nicotin-säureamid	Panto-then-säure
Magermilch-pulver	93,1	30,5	—	—	—	—	0,204	0,185	—	—	—	—
Weizenschrot	87,1	11,1	—	—	—	—	—	—	—	—	—	—
Brauereihefe BNH	93,0	53,6	0,29	1,8	0,28	4,27	0,265	0,265	21,9	4,50	39,8	4,6
Brauereihefe BFN	89,9	54,3	0,37	1,3	0,15	3,18	0,315	0,305	11,17	4,08	54,3	2,6
Wuchshefe W 1	92,8	49,1	0,53	2,60	0,20	3,06	0,367	0,350	1,37	5,58	55,4	2,0
Wuchshefe W 2	94,7	49,1	0,58	2,50	0,44	2,74	0,318	0,291	1,2	5,35	40,7	3,2
Wuchshefe W 3	90,4	48,5	0,32	2,48	0,02	2,63	0,356	0,348	1,0	5,5	29,2	2,5
Wuchshefe W 4	93,3	54,9	0,37	3,02	0,06	4,09	0,336	0,326	9,0	14,3	93,5	3,1
Wuchshefe W 5		53,1	0,56	2,18	—	3,53	0,760	0,670	0,81	6,0	70,0	9,8
Wuchshefe W 6	89,5	46,8	0,26	2,3	0,07	3,52	0,276	0,258	1,34	5,58	44,2	4,44

aus Weizenschrot und 1,36% (7,5% d. Gesamt-RP) aus Brauereitrockenhefe (BNH); 71,5% des Nahrungseiweißes lieferte Milch-RP in der Standard-Diät oder die zu untersuchenden Trockenhefen.

Die für die Versuche wesentlichen Nährstoffanteile der verwendeten Futtermittel sind aus Tabelle 1 zu entnehmen, die Zusammensetzung der Diäten bringt Tabelle 2. Gegenüber den Versuchen früherer Mitteilungen wurde bei den vorliegenden Diäten die Vitaminversorgung der Gruppen noch besser aneinander angepaßt. Dies geschah durch Einsatz verschiedener Vitamingemische (I, II u. III),

Tabelle 2: *Zusammensetzung der einzelnen Diäten in %*

Gehalt an fettlös. Vitaminen für alle Diäten:
Vitamin A: 15 000 I.E., Vit. D: 30 Gamma und Vit. E: 300 mg/kg
Tägliche B_{12}-Gabe: 0,1 Gamma
Vitamingemische I—III (mg%):

Thiamin:	260 (I), 240 (II);
Riboflavin:	90 (I), 30 (III);
Niacin:	900 (I), 300 (III);
Pyridoxin:	60 (I);
Pantothensäure:	250 (I), 200 (II), 150 (III);
p-Aminobenzoesäure:	250 (I), 250 (II);
Folsäure:	40 (I);
Biotin:	3 (I);
Inosit:	250 (I), 250 (II).

Diät	Magermilchpulver	Weizenschrot	Brauereihefe	Wuchshefe	Schweineschmalz	Zellulosemehl	Maisstärke	Salzgemisch	prim. Phosphat	Vitamin-B-Gemisch (1%)
M	26,7	10,0	1,36	—	3,0	5,0	49,2	3,7	—	I
BNH	—	10,0	16,8	—	3,0	5,0	59,0	3,7	1,5	III
BFH	—	10,0	16,6	—	3,0	5,0	59,2	3,7	1,5	III
W 1	—	10,0	1,36	16,8	3,0	5,0	57,6	3,7	1,5	II
W 2	—	10,0	1,36	16,8	3,0	5,0	57,6	3,7	1,5	II
W 3	—	10,0	1,36	17,0	3,0	5,0	57,4	3,7	1,5	II
W 4	—	10,0	1,36	15,0	3,0	5,0	59,4	3,7	1,5	II
W 5	—	10,0	1,36	15,5	3,0	5,0	58,9	3,7	1,5	II
W 6	—	10,0	1,36	17,6	3,0	5,0	56,8	3,7	1,5	II

deren Zusammensetzung aus Tabelle 2 zu entnehmen ist. Auch die Vitamine A, D und E wurden durch Zugabe in chemisch reiner Form bei sämtlichen Diäten in ausreichender [13] und gleicher Menge verabreicht (Tabelle 2). Durch die Zugabe von 30 mg% der Diät an Vitamin E verhinderten wir – wie schon gesagt – bei sämtlichen Tieren das Auftreten von ernährungsbedingten Lebernekrosen. Lebertran wurde nicht gegeben, den 3%igen Fettanteil der Diäten stellte Schweineschmalz.

Als Salzgemisch erhielten die Tiere eine Mischung nach HAWK und OSER folgender Zusammensetzung:

Calciumcitrat 4 H_2O 308,3 g; Tricalciumphosphat 106,5 g; sek. Kaliumphosphat 218,8 g; Kaliumchlorid 124,7 g; Natriumchlorid 77,1 g; Calciumcarbonat 68,6 g; Magnesiumcarbonat 35,2 g; Magnesiumsulfat 7 H_2O 78,4 g; Spurensalze 16,8 g.

Die Mischung der Spurensalze hatte folgende Zusammensetzung:

Eisencitrat 94,33 g; Mangansulfat 1,24 g; Natriumfluorid 3,13 g; Kaliumaluminiumsulfat 24 H_2O 0,57 g; Jodkali 0,25 g; Kupfersulfat 0,48 g.

3. Tiermaterial und Tierhaltung

Verwendet wurden Tiere aus einer einheitlichen Zucht von Wistarratten mit einem mittleren Anfangsgewicht von 50 g (vergl. Tab. 4). Durch die Verteilung von Geschwistertieren auf die Versuchsgruppen wurde gleiche Genetik und gleiches Alter (35 Tage ± 5 Tage) gewährleistet.

Die Tiere wurden in Einzelkäfigen gehalten; der Raum war klimatisiert, die Temperatur lag stets zwischen 23 und 25°C, die Luftfeuchtigkeit schwankte zwischen 60 und 80%. Durch künstliche Beleuchtung erhielten die Tiere während 10 Stunden am Tag Licht. Die Wägung der Tiere erfolgte wöchentlich einmal vor der Fütterung.

Tabelle 3: *Täglicher mittlerer Futterverzehr in g pro Tier innerhalb von 30-tägigen Fütterungsperioden*

Versuchs-Gruppe	Zahl der Versuchs-Tiere	Versuchsperiode		
		0—30 Tage	30—60 Tage	60—90 Tage
M	51	10,9	13,2	14,1
BNH	20	10,7	11.1	11,2
BFH	20	10,9	12,4	13,2
W 1	20	10,2	11,0	11,1
W 2	20	10,7	12,3	12,5
W 3	26	9,0	11,0	12,8
W 4	19	10,7	12,3	12,1
W 5	20	11,2	12,2	13,1
W 6	20	10,9	11,5	12,5

Je Versuchsgruppe wurden zwischen 20 und 51 Ratten eingesetzt (Tab. 3 und 4), wobei männliche und weibliche Tiere zu gleichen Teilen verwendet wurden. Die Versuche erstreckten sich über einen Zeitraum von 90 Tagen.

Fütterung:

Die Tiere erhielten vor Versuchsbeginn die einheitliche Stalldiät*) ad libitum. Vom Versuchsbeginn an erhielten die Gruppen abgewogene Mengen der Versuchsdiäten in Futternäpfen, die ein Verstreuen weitgehend verhüteten. Die Tiere erhielten stets so viel Nahrung, daß ein Rest am nächsten Tag übrig blieb, der zurückgewogen wurde. Tabelle 3 gibt den durchschnittlichen täglichen Futterverzehr für je 30 Versuchstage.

*) Firma Latz, Euskirchen.

Tabelle 4: *Mittlerer Zuwachs der einzelnen Versuchsgruppen in g*

$m = \frac{\sigma}{\sqrt{n}}$ (siehe experimenteller Teil)

Versuchs-Gruppe	Mittg. Anfangsgew. in g	Tierzahl	Tage				Tage				Tage			
			10	20	30	m 30	40	50	60	m 60	70	80	90	m 90
M	51	51	29,7	50,4	72,3	± 1,07	89,6	104,5	115,5	± 2,74	125,8	139,7	152,9	± 3,71
BNH	54	20	15,9	28,9	41,7	± 1,03	58,3	70,7	81,5	± 2,54	90,1	96,1	105,2	± 3,61
BFH	51	20	12,2	28,1	46,8	± 2,19	62,3	75,4	89,9	± 2,88	107,2	119,2	130,0	± 4,54
W 1	49	20	14,1	32,8	44,3	± 2,02	59,8	71,1	85,2	± 2,12	95,1	97,1	101,8	± 3,05
W 2	54	20	11,9	22,4	36,1	± 1,83	47,7	63,6	73,5	± 2,41	82,9	93,3	101,3	± 2,98
W 3	50	26	6,1	12,3	23,5	± 1,65	33,9	44,9	51,7	± 2,08	62,8	70,1	78,5	± 3,19
W 4	48	19	22,6	37.6	54,5	± 2,06	68,4	80,8	89,3	± 2,08	100,0	104,7	109,1	± 3,03
W 5	49	20	21,4	36,3	52,6	± 1,59	60,5	68,8	78,8	± 1,99	87,7	95,5	105,7	± 3,91
N 6	44	20	16,8	33,5	45,8	± 1,63	56,3	68,1	73,7	± 2,48	75,4	80,9	86,5	± 2,77

Gesundheitszustand:

Während der Versuche hatten wir nur einige wenige Ausfälle durch interkurrente Erkrankungen, die diagnostiziert werden konnten (meist Pneumonien); diese Tiere wurden bei der Auswertung nicht berücksichtigt.

Nach Versuchsende wurde ein Teil der Tiere obduziert. Es konnten keine pathologischen Veränderungen nachgewiesen werden.

Verwendete Trockenhefen:

Bei der Brauereihefe BNH handelte es sich um entbitterte Nährhefe des Handels, bei BFH um eine Brauereifutterhefe. Beide Hefen gehörten der Rasse Sacch. cerevisiae an.

Bei den übrigen Hefen handelte es sich um die Rasse Torulopsis utilis (Torula utilis), die technisch gewonnen worden waren (im folgenden als Wuchshefen bezeichnet). Die Wuchshefen W1–W5*) waren auf Sulfitablaugen der Zellstoffindustrie gezüchtet worden, W6 war auf Melasse gewachsen.

4. Statistische Sicherung der Zuwachswerte

In den Tabellen 5 und 6 ist die mittlere quadratische Abweichung vom Mittelwert $m = \frac{\sigma}{\sqrt{n}}$ für die Zuwachs- bzw. WfW-Werte nach 30, 60 und 90 Versuchstagen angegeben. Dabei bedeutet σ die mittlere Abweichung eines Einzelwertes und n die Zahl der Versuchstiere. Die Signifikanz der Unterschiede wurde nach dem Verfahren der t-Verteilung von R. A. FISHER ermittelt.

5. Besprechung der Ergebnisse

Mit der angewandten Wachstumsmethode erfaßt man vor allem den Wert der Nahrungsproteine für das Wachstum, genauer gesagt für einen Abschnitt des Wachstums, daneben natürlich auch für die Regeneration verbrauchter Gewebe während dieses Lebensabschnittes. Bei ausgewachsenen Tieren während der Lactation oder während der Rekonvaleszenz herrschen grundsätzlich andere Bedürfnisse, und die Ergebnisse aus Wachstumsversuchen sind daher nicht hierauf übertragbar. Der Vorteil von einwandfrei durchgeführten Wachstumsversuchen besteht vor allem darin, daß ein genügend langer Lebensabschnitt der Versuchstiere erfaßt werden kann und daß während dieser Zeit der Gewebeaufbau, d. h. also im wesentlichen der Aufbau von Protein und Nucleinsäuren in seinen Beziehungen zu den übrigen Lebensvorgängen erfaßt wird.

Nun sind Wachstumsversuche andererseits gerade wegen der komplexen Zusammenhänge zwischen Eiweißansatz und den übrigen Lebensvorgängen unter Umständen vieldeutig und können daher bei unsachgemäßer Durchführung leicht zu falschen Schlußfolgerungen führen. Hierauf verweist in letzter Zeit vor allem

*) W 1 und W 2 waren Produkte der Zellstofffabrik-Waldhof, Mannheim, bei den übrigen handelte es sich um amerikanische Erzeugnisse.

H. MØLLGAARD [15, 16]. Es ist hier nicht die Stelle, auf die von ihm vorgeschlagene mathematische Analyse von Partialprozessen des Wachstums näher einzugehen, es soll lediglich untersucht werden, inwieweit die hierbei aufgestellten Grundforderungen einer vergleichenden Zuwachsanalyse auch im Falle dieser Versuche erfüllt sind.

Eine der wesentlichsten Erkenntnisse von MØLLGAARD ist die Feststellung, daß das Wachstum zum mindesten in Teilabschnitten linear verläuft und daß für diese Fälle der Substanz-Zuwachs bei gleichen Umweltsbedingungen lediglich von dem Alter der Versuchstiere abhängt und diesem direkt proportional ist. Falls man den Zuwachs nicht komplex als Gewichtszunahme bestimmt, sondern nur Partialprozesse, wie den Eiweißansatz verfolgt, gilt dieses Gesetz, wie MØLLGAARD zeigen konnte, sehr exakt; man kann dann umgekehrt bei konstantem Alter der Versuchstiere zu Versuchsbeginn und unter Einhaltung bestimmter allgemeiner Versuchsbedingungen zu mathematisch exakten Aussagen (Bestimmung der Proportionalitäts-Konstanten) über äußere Einflüsse, z. B. die Qualität des Nahrungseiweißes kommen.

Die allgemein für diese Versuche notwendigen Versuchsbedingungen faßt MØLLGAARD wie folgt zusammen:

„1. Derselbe genetische Typus der zu vergleichenden Versuchsgruppen.
2. Dasselbe Lebendgewicht, oder jedenfalls dieselbe Verteilung der Lebendgewichte der zu vergleichenden Gruppen an Anfangsalter der Versuche.
3. Überschüssige Nahrungszufuhr von den strukturbildenden Bestandteilen des Futters, besonders von Protein, Phosphat und Calzium durch die gesamte Versuchsperiode."

Diese 3 Grundforderungen sind bei den vorliegenden Versuchen, wie aus dem experimentellen Teil hervorgeht, eindeutig erfüllt; auch hatten alle Tiere bei Versuchsbeginn im Mittel aller Gruppen das gleiche Alter und waren bis Versuchsbeginn unter völlig gleichen Umweltsbedingungen (Ernährung, Haltung usw.).

Da nicht Partialprozesse des Wachstums, sondern der Gewichtszuwachs gemessen wurde, war mit einer größeren Streuung der Einzelwerte zu rechnen, die durch eine entsprechend große Tierzahl ausgeglichen wurde.

Bis etwa zum 30. Versuchstag sind die Zuwachskurven in befriedigendem Ausmaß als linear anzusprechen.

Nach mehr als 30 Versuchstagen liegen die Zuwachswerte der Standardgruppe M, wie die Abb. 1 zeigt, nicht mehr auf der ursprünglichen Geraden; das Wachstum der Tiere verläuft langsamer. Am 60. Versuchstage ist mit 115 g nur noch ein Zuwachs von rund 74% des Wertes, der bei geradlinigem Verlauf zu erwarten gewesen wäre, festzustellen; nach 90 Versuchstagen sind es 67% (Abb. 1).

Diese verminderte Zunahme hat ihre physiologische Begründung in der Annäherung an die erbmäßig bedingte Endgröße der Tiere, und eine Bezugnahme auf die Verhältnisse der vorausgegangenen linearen Wachstumsperiode ist daher nicht mehr ohne weiteres gegeben.

Interessant ist, daß bei den meisten Hefegruppen der lineare Wachstumsverlauf bis zum 60. Versuchstag und teilweise sogar noch länger erhalten bleibt; diese Gruppen holen also praktisch gegenüber der Standardgruppe auf, ein Phänomen, das bei verzögertem Wachstum ja bekannt ist. Dementsprechend verbessert sich nun aber auch der relative Wachstumswert des Eiweißes der Hefegruppen im Vergleich mit dem Standardprotein laufend und kann nicht mehr mit den Werten der ersten 30 Versuchstage verglichen werden.

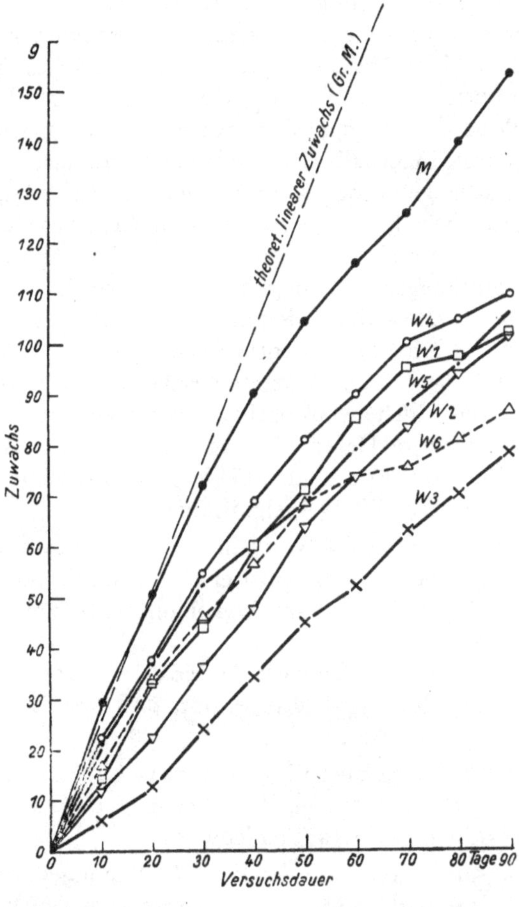

Es sollen nun zuerst die Ergebnisse nach Ablauf von 30 Versuchstagen, bei denen wirklich die MØLLGAARD'schen Bedingungen gelten, besprochen werden.

Wie aus Tabelle 4 ersichtlich ist, zeigen zu diesem Zeitpunkt sämtliche Hefegruppen einen gegenüber der Standard-Gruppe M verminderten Zuwachs. Er liegt am 30. Versuchstag für die Gruppen W 4, W 5, BFH und W 6 zwischen 75 und 63% und für die Gruppen W 1, BNH und W 2 zwischen 61 und 50% des Wertes der Standardgruppe M; als Außenseiter ist noch die Gruppe W 3 mit einem Zuwachs von nur 32% der Standardgruppe zu vermerken, worauf noch zurückzukommen ist.

Aus den in Tabelle 4 angegebenen m-Werten nach 30 Versuchstagen läßt sich unschwer errechnen, daß die Unterschiede zwischen der M-Gruppe und den Hefegruppen mit einer Wahrscheinlichkeit von über 99,9% signifikant sind. Schwieriger ist es, eine Aussage darüber zu machen, in welchem Umfang die viel kleineren Unterschiede zwischen den einzelnen Hefegruppen gesichert sind. Für diese feineren Unterschiede dürfte es zweckmäßig sein, die, wenn auch meist nur geringfügigen Schwankungen im Futter, bzw. Eiweißverzehr, wie sie aus Tabelle 3 und 5 zu entnehmen sind, zu berücksichtigen.

Dies wurde durch Berechnung des *„Wachstum fördernden Wertes“ (WfW)* des Nahrungsproteins (Zuwachs in g pro 100 g verzehrtes RP) erreicht. Die Schwankungen im Futterverzehr waren, wie schon gesagt, bis zum 30. Versuchtag, mit Ausnahme der Gruppe W 3, nur gering und lagen im Rahmen der physiologischen Grenzen innerhalb derer mit einer Proportionalität von Futteraufnahme und Zuwachs gerechnet werden kann; es ist deshalb gestattet, die statistische Fehlerbreiteberechnung der mittleren Zuwachswerte auf die WfW direkt zu übertragen, ohne daß die Streuung des mittleren Futterverzehrs errechnet wird. Für die Streuungsberechnung der WfW wurden die entsprechenden m-Werte (x100) aus Tabelle 4 durch den mittleren Futterverzehr dividiert (m_x) Die Ergebnisse sind aus Tabelle 5 zu entnehmen.

Der WfW der Diät W 4, oder präziser gesagt des Hefeeiweißes W 4, liegt mit 77% des WfW vom Milcheiweiß optimal, es folgen mit 63–70% W 6, W 1, BFH und W 5; zwei weitere Hefen W 2 und BNH haben WfW von 54 bzw. 58% des Milcheiweißwertes. Die Unterschiede gegenüber dem Milcheiweiß sind mit einer Sicherheit von über 99,99% signifikant.

Hefe W 3 mit nur 39% des WfW von Milchprotein fällt aus der Reihe; jedoch ist dieser Wert nicht als voll gesichert anzusehen, da die Futter- bzw. die Eiweißaufnahme der Tiere dieser Gruppe im Mittel um 16% unter der der übrigen Gruppen lag.

Eine statistische Analyse der Zuwachs-Unterschiede der Hefegruppen außer W 3 unter Verwendung der m_x-Werte ergibt, daß der Unterschied zwischen W 5 und W 6 nur zu 96% gesichert ist.

Zwischen W 2 und BNH ist eine 97%ige Sicherung, zwischen BNH und W 6 eine solche von über 99% vorhanden. Zwischen BNH, W 1 und W 6 bestehen natürlich keine Unterschiede im relativen Zuwachs.

Diese Ergebnisse, die unter sehr exakten Bedingungen erarbeitet wurden, zeigen teilweise deutliche und gesicherte Unterschiede in der Wachstumswirkung des Eiweißes verschiedener Trockenhefen. Die Ursache für diese Unterschiede läßt sich weder aus den Tierversuchen noch aus den chemischen Analysen (Tabelle 1) erkennen; bemerkenswert ist, daß vor allem der Gehalt an organischem Schwefel, d. h. also doch im wesentlichen an Cystin und Methionin mit den Unterschieden in keinem Zusammenhang steht, obwohl doch bekannterweise [7, 8, 12] durch Zulagen von Cystin und Methionin allgemein eine Verbesserung der Wachstumswirkung von Hefeeiweiß erzielt wird.

Tabelle 5: *Wachstumsfördernder Wert (WfW) des Nahrungseiweißes der Versuchsdiäten nach 30, 60 und 90 Versuchstagen*

WfW: Zunahme in g pro 100 g verzehrten Rohproteins (N × 6,25)

Vers.-Gruppe	WfW nach 30 Tagen			WfW nach 60 Tagen			WfW nach 90 Tagen			Rohproteinverzehr in g		
	g	% d. M-Diät	m_x	g	% d. M-Diät	m_x	g	% d. M-Diät	m_x	30 Tage	60 Tage	90 Tage
M	222	—	3,27	159	—	3,76	133	—	3,23	32,7	72,8	114,7
BNH	130	58	3,21	125	78	3,89	106	80	3,65	32,1	65,4	99,0
BFH	143	64	6,70	128	80	4,11	118	89	4,13	32,7	70,0	109,6
W 1	144	65	6,60	133	84	3,32	105	79	3,14	30,7	63,8	97,1
W 2	120	54	6,10	110	69	3,60	97	73	2,86	30,0	66,9	104,4
W 3	(87)	(39)	(6,10)	(86)	(54)	(3,47)	(79,5)	(60)	(3,23)	27,0	60,0	98,8
W 4	170	77	6,42	129	81	3,02	104	78	2,88	32,1	69,0	105,3
W 5	156	70	4,73	112	70	2,83	96	72	3,55	33,6	70,2	110,0
W 6	140	63	4,98	110	69	3,70	83	62	2,65	32,7	67,2	104,7

Eindeutig dürfte ferner aus diesen Werten hervorgehen, daß zwischen Wuchshefen (Torula), die auf Sulfitablaugen (W 1–W 5) oder Melasse (W 6) gezüchtet worden waren, und den Brauerei-Trockenhefen (Saccharomyces-Arten) kein grundsätzlicher Unterschied im biologischen Wert des Eiweißes besteht. Die Brauereihefen nehmen mit ihren WfW von 143 bzw. 130 g etwa eine mittlere Stellung zwischen 170 und 120 g der beiden Extremwerte von W 4 bzw. W 2 ein.

Nur am Ende erwähnt sei an dieser Stelle ferner, daß auch das Auftreten von Lebernekrosen nach Verfütterung von Tocopherol-freien Diäten und unter Verwendung dieser Trockenhefen als alleinige Nahrungsproteinquellen bei Einhaltung entsprechender konstanter Umweltsbedingungen in allen Fällen in erheblichem Umfang zu beobachten war; es konnte lediglich bei BFH (nicht bei BNH!) eine gewisse signifikante Verbesserung im mittleren Lebensalter der Tiere gegenüber allen anderen Gruppen beobachtet werden. Einzelheiten bringt – wie schon gesagt – eine folgende Mitteilung.

Im späteren Verlauf des Wachstums (nach dem 40. Versuchstag) der Versuchstiere treten, wie schon erläutert, andere biologische Voraussetzungen ein. Der relative Zuwachs der M-Gruppe wird wohl aus erbbedingten Gründen kleiner, derjenige der meisten Hefegruppen bleibt teilweise sogar bis zum Ende des Versuches konstant und die WfW verbessern sich gegenüber den Werten der M-Gruppe zum Teil erheblich. Zum Beispiel steigt der WfW vom 30. bis zum 90. Versuchstag in % des Milcheiweißwertes bei BFH von 64 auf 89%, bei W 1 von 65 auf 79%, bei W 2 von 54 auf 73% und bei W 3 sogar von 39 auf 60%. Wenn dieses Phänomen des Aufholens im Wachstum auch keinen Vergleich mit den Werten am 30. Versuchstag gestattet, so hat es doch eine biologische und praktische Bedeutung. Es sagt schließlich nichts anderes, als daß die Eiweiße der meisten Hefen in späteren Lebensperioden den Bedürfnissen der Tiere besser entsprechen als vorher und daß daher am Ende doch noch eine weitgehende Annäherung an das erbbedingte optimale Wachstum erreicht wird. Die praktische Konsequenz ist einmal, daß man in den Lebensabschnitten gegen Ende der Wachstumsperiode Hefeeiweiß in wesentlich größerem Umfange als Nahrungseiweiß einsetzen kann als zur Zeit des stärksten Zuwachses; ferner kann der biologische Wert des Hefeeiweißes in der Praxis wesentlich höher angesetzt werden, wenn es darum geht, Tiere bis zum Endpunkt des Wachstums aufzuziehen, als wenn sie bereits etwa am Ende der stärksten Wachstumsperiode verwertet werden sollen (z. B. Läuferschweine).

Auch in diesen späteren Versuchsabschnitten sind noch Unterschiede in WfW zwischen den einzelnen Hefen festzustellen. Da die Wachstumsverhältnisse aber nun komplexer Natur sind, und da ferner auch der Futterverzehr stärker schwankt, soll wegen der sich hieraus möglicherweise ergebenden zusätzlichen Fehler, die sich einer statistischen Behandlung entziehen würden, auf diese verzichtet werden. Grundsätzlich ändert sich ja wohl auch an den Erkenntnissen, die nach 30 Versuchstagen gewonnen wurden, nichts.

6. Zusammenfassung

In Wachstumsversuchen unter vergleichbaren Versuchsbedingungen wurde der biologische Wert von 6 industriell gewonnenen Wuchshefen (Torula utilis) und 2 Brauereitrockenhefen (Sacch. cerevisiae) mit dem von Milcheiweiß verglichen. Die Diäten waren mit Ausnahme der Eiweißqualität optimal; tägliche Gaben von rund 300 Gamma Vitamin E verhüten Wachstumsstörungen durch alimentäre Lebernekrosen.

Nach 30 Versuchstagen, während einer linearen Wachstumsperiode, wurden bei den Wuchshefen WfW (wachstumsfördernder Wert = Zunahme (g) 100 g Eiweißverzehr) zwischen 77 und 54% (bei W 3 sogar nur 39%) des Wertes von Milcheiweiß, bei den beiden Brauereitrockenhefen von 64 bzw. 58% festgestellt.

Im späteren Verlauf (90 Tage) der Versuche verbesserte sich der WfW aller untersuchten Trockenhefen im Vergleich mit Milcheiweiß erheblich (Maximalwerte bei einer Wuchshefe 79% und einer Brauereitrockenhefe 89%). Ursachen und Schlußfolgerungen werden diskutiert.

Literaturverzeichnis

1 A. HOCK, Arch. Tierernährg. *5*, 225 (1955) — Sammelreferat.
2 H. H. MITCHELL, J. biol. Chem. *58*, 905 (1924).
3 E. CL. STILL, F. C. KOCH, Am. J. Physiol. *87*, 225 (1928).
4 J. A. GOYCO, C. F. ASENJO, J. Nutrit. *30*, 245 (1945).
5 B. SURE, F. HOUSE, Arch. Biochem. *20*, 55 (1949).
6 A. HOCK, Biochem. Z. *311*, 385 (1942); desgl. *314*, 54 (1943).
7 A. HOCK, H. FINK, Z. physiol. Chem. *278*, 136 (1943); desgl. *279*, 136 (1943).
8 F. FINK, A. HOCK, Z. f. Naturforschg. *2b*, 187 (1947).
9 B. SURE, J. of Am. Dietet. *22*, 114, 116 (1946).
10 J. A. GOYCO, C. F. ASENJO, Puerto-Rico J. of Publ. Health a Tropical Med. *23*, 476 (1948); J. Nutrit. *33*, 593 (1947); desgl. *38*, 517 (1949).
11 A. HOCK, Biochem. Z. *321*, 302 (1950).
12 J. A. GOYCO, C. F. ASENJO, Fed. Proc. *10*, 191 (1951); J. Nutrit. *54*, 427 (1954).
13 H. MCCOY, The rat in the laboratory investigation, S. 68, Verl. J. B. Lippincott Co. 1949 (2. Aufl.).
14 A. SCHEUNERT, Handbuch f. Lebensmittelunters. Bd. 2b. Verlag Springer.
15 H. MØLLGAARD, Z. f. Tierernährung u. Futtermittelkunde *10*, 1, 264 (955).
16 H.-W. HOHLS, Z. f. Tierernährung u. Futtermittelkunde *10*, 257 (1955).

Eingegangen am 3. 4. 56

Aus dem Institut für Tierzucht der Martin-Luther-Universität Halle-Wittenberg
(Direktor: Prof. Dr. WUSSOW)

J. H. WENIGER, K. FUNK und F. GROSSE

Untersuchungen über die Verfütterung von Theobromin und Rückständen der Kakaofabrikation

A. Einleitung

Die vorliegende Arbeit stellt eine Fortsetzung und Erweiterung der im Archiv für Tierernährung, Band 4, H. 6, 1955 [17], erschienenen Untersuchungen über den „Futterwert der Kakaoschalen und ihre Wirkung auf die Milchproduktion" dar. Die erzielten Ergebnisse von WENIGER, J. H., FUNK, K. und HARTWIG, W [17] waren kurz folgende:

Der Futterwert zweier verschiedener Kakaoschalensortierungen belief sich bei 90% Trockensubstanz auf einen Kg-Stärkewert von 36,6 und 42,5 pro dz mit einem Anteil von 4,5% bzw. 5,5% verdaulichem Rohprotein. Der Kg-Stärkewert eines Gemisches beider Sorten würde sich entsprechend ihrem gegenseitigen Verhältnis bei der Absiebung auf 38,6 mit 5,1% verdaulichem Rohprotein belaufen.

Bei praktischen Fütterungsversuchen wurden zwei bemerkenswerte Feststellungen getroffen:

1. Gaben von 2 kg pro Kuh und Tag bewirkten keinerlei gesundheitliche Störungen der Tiere.
2. Die gut übereinstimmenden Ergebnisse von 3 Fütterungsversuchen zeigten, daß durch die Verabreichung von Kakaoschalen der prozentische Fettgehalt der Milch soweit anstieg, daß trotz Rückganges der Milchmenge ein Mehr an Milchfett in der Versuchsperiode erzielt wurde. Es muß angenommen werden, daß die Steigerung der Fettprozente und die damit in Zusammenhang stehende Senkung der täglichen Milchmenge eine spezifische Wirkung des in den Schalen enthaltenen Alkaloids Theobromin ist.

Unter Hinweis auf die oben angeführte Arbeit [17] verzichten wir, im Folgenden die bereits behandelte Literatur zu wiederholen, und beschränken uns daher nur auf die Anführung der für die vorliegenden Untersuchungen wesentlichen Autoren.

In der Zwischenzeit sind einige Arbeiten erschienen, deren kurze Behandlung im Interesse unserer weiteren Ausführungen als wichtig erachtet wird. SPERLING [15] setzt sich mit der Frage „Ist das Verbot der Kakaoschalen für Futterzwecke gerechtfertigt?" auseinander und benutzt seine Ausführungen zu einer negativen Beantwortung. Im wesentlichen müssen wir SPERLING hinsichtlich der Unschädlichkeit von Kakaoschalen bei der Verfütterung an Rinder zustimmen.

Nach unseren Untersuchungen [17] im Vergleich mit SPERLING [15] und anderen Autoren [6, 14, 18] muß es als erwiesen angesehen werden, daß der Rohnährstoffgehalt dieser Industrieabfälle mitunter erheblichen Schwankungen ausgesetzt ist, was nach WÖHLBIER [19] hauptsächlich auf die unterschiedliche Gewinnung (Röstung und Absiebung) der Schalen zurückzuführen ist. Dazu kommt noch der Einfluß der einzelnen Kakaosorten, die sich in ihren Schalenanteilen und in ihrer Schalenstärke unterscheiden. Demnach stellt also die Kakaoschale ein Futtermittel dar, welches nur schwer durch einen bestimmten Nährstoffgehalt gekennzeichnet werden kann. Außergewöhnlich erscheint uns jedoch bei den Ausnutzungsversuchen von SPERLING [15] die sehr hohe Verdaulichkeit der Rohfaser, welche er mit 55,4% im Durchschnitt angibt. Die höchsten diesbezüglichen Werte fanden RICHTER und BRÜGGEMANN [14] mit 34,5%, während die unsrigen nur etwa um 20% lagen. FINGERLING [6] gibt bei Ochsen sogar eine noch geringere Verdaulichkeit an. Nach den neuesten Angaben von NEHRING [13] schwankt der kg-Stärkewert von 34 bis 47 pro dz.

WÖHLBIER [19] wendet sich in einer kurzen Bemerkung gegen die Ausführungen SPERLINGS [15] und ist der Ansicht, daß eine Freigabe der Kakaoschalen als Futtermittel namentlich bei der Mischfutterherstellung für Kühe als verfrüht angesehen werden muß.

HARING und KUBLITZ [10] führten Weideversuche mit verschiedener Beifütterung durch, wobei unter anderem auch Kakaoschalen zugefüttert wurden. Dabei kamen sie zu dem Ergebnis, daß die Schalenverfütterung bis zu einer Menge von 1,5 kg pro Kuh und Tag den prozentischen Fettgehalt stark hebt, aber die Milchmenge negativ beeinflußt. Das bekannte Abgleiten der Fettprozente bei Weideaustrieb konnte jedoch durch diese Art der Zufütterung in gewissem Sinne aufgehalten werden. Gesundheitliche Schädigungen beobachteten die Versuchsansteller nicht. Bei HARING und KUBLITZ [10] bleibt die Frage offen, worauf der starke Anstieg in der Fettprozentleistung zurückzuführen ist. Ihre Vermutungen, daß diese Erscheinung mit dem Rohfasergehalt zusammenhängt, können wir nicht teilen und gehen im Verlauf der weiteren Ausführungen noch auf diese Frage ein.

Aufbauend auf unsere erste Veröffentlichung interessierten uns nunmehr im Zusammenhang mit der Verfütterung von Kakaorückständen im wesentlichen folgende Punkte:

1. Welchen Einfluß hat eine Verfütterung von Kakaoschalen über einen längeren Versuchszeitraum bzw. bei laufendem Einsatz im Kuhstall?
2. Es sollte der möglichst exakte Beweis erbracht werden, daß die Steigerung des Fettprozentgehaltes der Milch eine spezifische Wirkung des Theobromins ist. Diese Frage läßt sich am besten durch Verfütterung von reinem Theobromin und mit Theobromin besonders angereicherten Kakaorückständen (Keimen) klären.
3. Welche Auswirkung besitzt stark theobrominhaltiges Beifutter und reines Theobromin auf die chemische Zusammensetzung der Milch?
4. Schließlich sollte nochmals eingehend beobachtet werden, ob nachteilige Erscheinungen für die Gesundheit der Tiere durch Verfütterung von Kakaoschalen oder Theobromin auftreten. Diese Ermittlungen ergeben sich aus den Punkten 1 und 2 und erstreckten sich darüberhinaus noch auf einen Ziegen- und Schweineversuch.

Die folgende Abhandlung ist nach vorstehenden Punkten aufgegliedert.

B. Experimenteller Teil

I. Die Verfütterung von Kakaoschalen über längere Zeiträume

Nachdem wir durch eine ganze Reihe von Untersuchungen [5, 13, 14, 17] hinlänglich darüber informiert sind, daß sich eine Kakaoschalenverfütterung über relativ kurze Versuchszeiträume vorteilhaft auf die Fettprozent- und in den überwiegenden Fällen auch auf die Fett-kg-Leistung auswirkt, blieb die Frage nach den Folgen ihrer Verfütterung über längere Zeiträume zu beantworten. Ganz allgemein hierzu ist zu sagen, daß auf mehreren von uns ausgesuchten Versuchsbetrieben mit umfangreichen Rinderbeständen Kakaoschalen seit 1954 laufend zum Einsatz kommen. Es werden Gaben in Höhe von 1 kg pro Kuh und Tag verabreicht. Die Aufnahme der Schalen erfolgt ohne Schwierigkeiten, und die in diese Versuchsfütterung einbezogenen Betriebe möchten auch in Zukunft auf diese Beifütterung nicht verzichten.

Tabelle 1 zeigt eine Zusammenstellung von 15 Versuchskühen eines Versuchsgutes der Universität Halle, welche 1953 keine und 1954 1 kg Kakaoschalen zusätzlich erhielten. Bei diesen Kühen handelt es sich um ganzjährig kontrollierte Tiere mit vollen Laktationsabschlüssen. Das Kraftfutter wurde ihnen während der beiden Versuchsjahre je nach Leistung zugeteilt. Die Auswahl dieses Betriebes für die vorliegende Berichterstattung wurde daher getroffen, da im Ablauf der beiden Jahre 1953 und 1954 die Futterverhältnisse den Versuchsbedingungen entsprechend einigermaßen konstant gehalten werden konnten. Den Anstieg in den Fettprozenten 1954 führten wir auf die Verfütterung von Kakaoschalen zurück. Eine Senkung der Milchmenge trat nicht ein, so daß im Durchschnitt 30 kg Milchfett mehr ermolken werden konnten.

Tabelle 1

Kuh-Nr.	geb. am	Milchmenge kg 1953	1954	Fett % 1953	1954	Milchfett kg 1953	1954
206250	4. 7. 49	5572	5641	4,18	4,60	233	259
207599	18. 6. 47	6099	5959	3,39	3,69	207	220
207851	15. 7. 47	4851	3122	4,12	4,61	200	144
206243	12. 6 48	4872	4785	3,65	3,85	178	184
206248	4. 4. 49	5137	5834	3,35	3,92	172	229
207600	17. 4. 47	5392	5365	3,13	3,90	169	209
209471	13. 2. 47	4396	5312	3,71	3,78	163	201
206242	7. 4. 49	4794	5497	3,39	3,65	162	201
219787	31. 5. 50	4347	5633	3,47	3,55	151	200
206646	17. 6. 48	3622	4257	3,31	3,71	120	158
206240	8. 7. 49	3196	3937	3,66	3,76	117	148
219785	15. 12. 50	3073	4115	3,77	3,82	116	157
219784	8. 2. 50	3534	4041	3,23	3,59	114	145
206502	4. 6. 49	4565	5638	3,57	4.04	163	228
206501	3. 7. 49	3581	4141	3,52	3.94	126	163
Ø von 15 Kühen		4469	4885	3,56	3,90	160	190

Aus einem weiteren uns zur Verfügung gestellten Versuch über längere Zeiträume zeichnet sich etwa die gleiche Tendenz ab. Insgesamt waren 133 Milchkühe in diese Versuchsanstellung einbezogen, welche zum Weidegang Kakaoschalen in Höhe von 1 kg pro Tag zugefüttert bekamen. Die Schalen wurden mit verdünnter Melasse (1 : 9) feuchtkrümelig vermengt und über einen Versuchszeitraum von 9 Monaten einschließlich Vor- und Nachperiode verfüttert. Ohne die genauen Zahlen anzugeben, stiegen auch hier der Fettprozentgehalt und die Fett-kg-Menge nicht unbedeutend an. Bemerkenswert erscheint uns die Tatsache, daß in beiden beschriebenen, langfristigen Versuchen die Milchmenge nicht abgesunken ist. Eine Erklärung hierfür können wir nicht geben, es scheint aber demnach möglich zu sein, Kakaoschalen auch ohne Einbuße an Milch zu verfüttern. Im Widerspruch dazu steht aber ein weiterer langjähriger Versuch von LUND [12], Kopenhagen, welcher 3 Jahre lang Kakaokuchen (Abfälle der Kakaofabrikation) an Milchkühe verfütterte. Der Verfasser stellte fest, daß durch Kakaokuchenverfütterung die Milchmenge abnahm, während der prozentische Fettgehalt anstieg, so daß die absolute Milchfettmenge ungefähr gleichblieb.

Zusammenfassend zu diesem Punkt unserer Ausführungen sei bemerkt, daß sich in langfristigen Versuchen mit Abfällen der Kakaoindustrie die gleichen Erscheinungen bezüglich des Fettprozentgehaltes bemerkbar machen, wie in den zahlreichen kürzeren Fütterungsversuchen. Die spezifische Wirkung der Kakaoabfälle auf diese Leistungseigenschaft scheint erhalten zu bleiben, so daß ein Gewöhnungszustand der Tiere nicht eintritt. Auf die Frage der Schädlichkeit bei andauerndem Einsatz dieser Abfälle kommen wir später zurück.

II. Das Theobromin in seiner Wirkung auf die Milchproduktion der Kühe und Ziegen

Wie wir bereits in unserer Veröffentlichung 1955 mitteilten, ist das in der Kakaofrucht enthaltene Alkaloid Theobromin vornehmlich verantwortlich zu machen für die Erscheinungen, die beim Verfüttern von Kakaorückständen hinsichtlich der Milchmenge und Fettprozente auftreten. Bestärkt in unserer Annahme wurden wir durch die Untersuchungen von APLIN und ELLENBERGER [2], welche reines Theobromin an Milchkühe zur Verfütterung brachten. Das Theobromin verringerte nach diesen Autoren die Milchleistung um 8%, steigerte den Fettgehalt um 8% und senkte die Milchfettproduktion um 1%.

Das Theobromin, welches nach unserem Wissen in größeren Mengen nur in der Kakaofrucht gebildet wird, ist chemisch gesehen ein Dimethylxanthin folgender Summen- und Strukturformel:

$C_7H_8N_4O_2 =$ 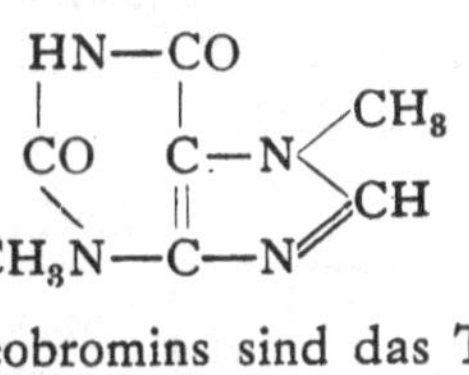

Verwandte Verbindungen des Theobromins sind das Theophyllin, welches in Teeblättern vorkommt, und weiter das Coffein, ein Trimethylxanthin, das im Kaffee, in der Cola-Nuß und in getrockneten Teeblättern nachzuweisen ist. In der Human- und Veterinärmedizin sind vorstehend genannte Alkaloide durchaus gebräuchlich und zwar einmal wegen ihrer anregenden und gefäßerweiternden Wirkung und ferner als Diureticum. Dabei ist bekannt, daß die beiden

Dimethyxanthine Theophyllin und Theobromin stärker harntreibend sind, als das Trimethylxanthin Coffein, welches letztere dafür besonders anregend auf die Herztätigkeit wirkt.

Bezüglich der Milchproduktion muß angenommen werden, daß die Steigerung des Stoffwechsels und damit auch die der Harnabsonderung in Verbindung mit dem Abfall der Milchmenge steht. Somit werden durch das Theobromin dem Körper Flüssigkeitsmengen entzogen, welche ursprünglich für die Milchbildung vorgesehen sind. Ob der Anstieg der Fettprozente eine direkte Folge des Milchrückganges ist, muß zunächst angenommen werden, wenn dies auch keine vollständige Erklärung sein kann. Der Fettprozentgehalt steigt mitunter in den Versuchsperioden so stark an, daß man ihn nicht mehr im Zusammenhang mit dem Milchrückgang betrachten kann, sondern eine zusätzliche Auswirkung auf die Milchfettproduktion zu vermuten ist. Vergleichbar hierzu sind auch die Ergebnisse in Tabelle 1, wo es trotz Anstieg der Fettprozente zu keiner Senkung der Milchmenge kam.

Reines Theobromin und die anderen angeführten Xanthinderivate sind in kaltem Wasser verhältnismäßig schwer löslich (1 : 3000). Da die Wirkung des Theobromins stark abhängig von seiner Löslichkeit ist, wird es vornehmlich in Form von Doppelverbindungen für arzneiliche Zwecke verwandt. Am gebräuchlichsten ist es als „Diuretin“, eine Verbindung von Theobromin-Natrium mit salicylsaurem Natrium, welches eine hohe Löslichkeit und durch das salicylsaure Natrium eine zusätzliche diuretische Wirkung hat. Theobromin, welches an Gerbsäure gebunden und in dieser Form wahrscheinlich in den Kakaoschalen vorhanden ist, besitzt eine geringe Löslichkeit. Nach FINCKE [7] ist bis zu 9% Gerbstoff in der Kakaoschale enthalten, welcher auch durch den Röstprozeß der Kakaobohnen nicht wesentlich beeinflußt wird. Somit besitzt das Theobromin in den Kakaoschalen eine relativ geringe Wirksamkeit. Nach WINKLER [18] gaben z. B. Arbeitspferde von rund 23 g aufgenommenen Theobromins bei Kakaoschalenfütterung 6 g im Kot und ca. 5 g im Harn wieder ab. Damit würden insgesamt ca. 48% der aufgenommenen Menge vom Tierkörper unverändert ausgeschieden. Zu bemerken ist, daß die vielfach beobachtete, stopfende Wirkung der Schalen einmal auf die erhöhte Harnabsonderung, zum anderen aber auf den Gerbsäuregehalt zurückzuführen ist. Damit parallel geht nach WINKLER [18] ein erhöhter Wasserbedarf der mit Kakaoschalen gefütterten Tiere.

Der Theobromingehalt der *Kakaoschalen,* welcher durch den Fermentationsprozeß der Kakaofrucht in die Schalen abwandert, beträgt nach verschiedenen Autoren (Tabelle 2) folgende Höhe:

Tabelle 2

Autor	Theobromingehalt in % lufttr. Substanz — Schwankungsbreite	Ø
BEYTHIN, A. [4]	0,32—1,11	0,76
WADSWORTH, R. V. [16]	0,23—2,61	1,14
WINKLER, G. [18]	0,44—0,49	—
GOLDING, J. und BURR, H. [8]	—	1,03
Tierzuchtinstitut Halle	0,55—0,86	0,70

Die Theobrominbestimmungen wurden von uns nach BECKURTS und FROMME [3] vorgenommen. Danach werden die Kakaokeime bzw. -schalen zunächst mit verdünnter Schwefelsäure und anschließend mit Magnesiumoxyd am Rückflußkühler gekocht. Nach Ergänzung des verdunsteten Wassers wird filtriert, ein aliquoter Teil eingedampft und derselbe mit heißem Chloroform ausgiebig extrahiert. Der filtrierte Auszug wird abdestilliert, getrocknet und zur Entfernung des Coffeins mit Tetrachlorkohlenstoff behandelt. Das im Kolben ungelöst gebliebene Theobromin wird wiederholt mit aqua dest. ausgekocht, filtriert und der nach dem Eindampfen der Lösung hinterbliebene Rückstand bei 100° getrocknet und gewogen.

Bezüglich des Rohnährstoffgehaltes sowie des Futterwertes der Schalen verweisen wir auf die Arbeit von WENIGER, FUNK und HARTWIG [17].

Nach unseren Ermittlungen würden bei einer Gabe von 1–2 kg Kakaoschalen die Tiere ca. 7–14 g Theobromin aufnehmen. Diese Menge jedoch wird nach unseren obigen Ausführungen, zumal sie in vorwiegend schwer löslicher Form vorliegt, wahrscheinlich nur in geringem Maße resorbiert.

Bedeutend mehr Theobromin enthalten die *Kakaokeime* (Tabelle 3):

Tabelle 3

Autor	Theobromingehalt in % lufttrockner Substanz
WADSWORTH, R. V. [16]	2,1
FINKE, H. [7]	3,0
Tierzuchtinstitut Halle	2,96

Es ist anzunehmen, daß das Theobromin in den Kakaokeimen ebenso schwer löslich ist, wie in den Schalen.

Der Rohnährstoffgehalt der Kakaokeime wurde von verschiedenen Autoren folgendermaßen festgelegt (Tabelle 4):

Tabelle 4. *Rohnährstoffanalyse in % der Ursubstanz*

Autor	Trockensubstanz	Rohprotein	Rohfett	Rohfaser	N-freie Extr.St.	Asche
LIECHTI, P. [11]	96,3	17,6	29,9	14,2	29,3	5,3
HAERTEL, F. [9]	97,8	32,8	3,9	3,0	51,3	6,8
Tierzuchtinstitut Halle	92,1	27,5	5,7	6,2	45,7	6,0

Bei den Untersuchungen von HAERTEL [9] handelt es sich um ein mit der Hand ausgelesenes Analysenmaterial. Unsere Kakaokeime stellen ein technisches durch Trieur gewonnenes Produkt dar. Die Bezeichnung Kakaokeime dürfte für das Material von LIECHTI [11] nicht zutreffen (vergleiche HAERTEL [9]). Der Vollständigkeit halber sei darauf hingewiesen, daß die Bezeichnung „Kakaokeime" nicht exakt ist, da innerhalb der Samenschale (Kakaoschale) der Embryo (Keim) liegt, der aus 2 dicken Keimblättern und dem keuligen, etwa 5 mm langen Würzelchen (fälschlich Kakaokeim genannt) besteht.

Für die praktische Fütterung besitzen die sogenannten „Kakaokeime" kaum eine Bedeutung, da sie nur in sehr geringem Umfang bei der Reinigung anfallen. Innerhalb der in diesem Abschnitt zu besprechenden Fragenstellung brachten wir jedoch dieses Produkt in einem Fütterungsversuch zum Einsatz, da uns die Auswirkung des hohen Theobromingehaltes in *natürlicher* Bindung zunächst interessierte. Im Vergleich zu den Rohnährstoffen der Kakaoschalen ergeben sich lediglich bei der Rohfaser größere Unterschiede [17]. Ein Futterwert kann den Keimen in unseren Untersuchungen nur in geringem Maße zugeschrieben werden, da sie einmal eine äußerst harte Beschaffenheit besitzen und zum anderen in verhältnismäßig geringen Mengen (250–750 g) zum Einsatz kamen.

Versuch 1: Zufütterung von Kakaokeimen an Kühe

Es wurden 4 Kühe in den Versuch eingestellt, die bezüglich Laktationsabschnitt und Leistungshöhe gut ausgeglichen waren. Die Tiere standen in Einzelfütterung und erhielten Grund- und Kraftfutterzuteilungen, die ihrer Milchleistung entsprachen. Der evtl. Futterwert der Kakaokeime wurde nicht mit in der Futterration veranschlagt, so daß die Keimgaben zusätzlich erfolgten. Die Tiere erhielten ein Grundfutter, welches sich aus 6 kg Trockenschnitzel und 5 kg gutem Luzerneheu zusammensetzte. Dazu wurde eine Kraftfuttermischung gereicht, welche aus

30% Gerste
40% Hafer
20% Weizenkleie
10% Sojaschrot

bestand. Der Versuch (Tabelle 5) gliederte sich in Vor-, Haupt- und Nachperiode, wobei die Hauptperiode nochmals in 3 Abschnitte (A, B, C) unterteilt wurde, in der die Kühe 250 g, 500 g und 750 g Kakaokeime zugefüttert bekamen. Vor- und Nachperiode umfaßten jeweils 14 Tage. Diese unterschiedlichen Keimgaben enthielten nach unserer Berechnung 7,4 g, 14,8 g und 22,2 g Theobromin.

Tabelle 5. *Ergebnisse des Versuches 1 (Kakaokeime)*

Perioden und Abschnitte	Milch pro Tag in Liter	Fettgehalt in %	Milchfett pro Tag in kg
1. Vorperiode	*18,9*	*3,10*	*0,58*
3. Nachperiode	15,3	3,42	0,52
Ø aus 1. und 3.	17,1	3,26	0,55
2. Hauptperiode (Abschn. A, B, C)	16,1	3,48	0,56
2. rel. zu Ø aus 1. und 3.	94,1 %	106,7 %	100,7 %
2. (Abschnitt A)	*16,8*	*3,23*	*0,54*
2. (Abschnitt A) rel. zu Ø aus 1. und 3.	98,2 %	99,1 %	97,8 %
2. (Abschnitt B)	*16,2*	*3,47*	*0,56*
2. (Abschnitt B) rel. zu Ø aus 1. und 3.	94,7 %	106,4 %	101,4 %
2. (Abschnitt C)	*14,7*	*3,93*	*0,58*
2. (Abschnitt C) rel. zu Ø aus 1. und 3.	86,0 %	120,6 %	104,3 %

Diese Menge an Theobromin würde bei einem Theobromingehalt von 0,70% folgenden Gaben an Kakaoschalen entsprechen:

Abschnitt A	1060 g
Abschnitt B	2110 g
Abschnitt C	3170 g.

Der *Verlauf der Laktation* der Kühe unter den beschriebenen Versuchsbedingungen geht aus Abb. 1 hervor.

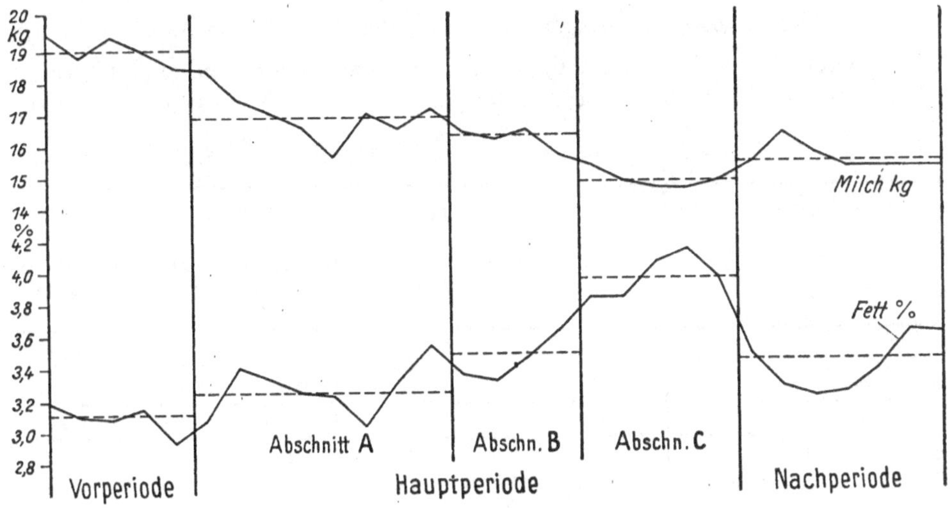

Abb. 1. Laktationsverlauf im Versuch 1

Zu diesem Versuchsergebnis läßt sich allgemein folgendes sagen:

Es liegt auf der Hand, daß die eingetretenen Abweichungen im Laktationsverlauf eine direkte Auswirkung des Theobromins gewesen sein muß, zumal bei zweimaliger Zulage von Keimen die einmal begonnene Tendenz immer weiter verstärkt wurde. Im Abschnitt A (250 g Kakaokeime) fand bereits eine Steigerung des durchschnittlichen *Fettprozentgehaltes* statt. In den darauf folgenden Abschnitten B (500 g Kakaokeime) und C (750 g Kakaokeime) hält dieser Asntieg an, so daß direkte quantitative Beziehungen zwischen der Höhe der Theobromingabe und dem Fettprozentgehalt der Milch vermutet werden müssen. In der Nachperiode sinkt dann der Fettprozentgehalt stark ab, bis auf ein Niveau, welches etwa dem Laktationsgefälle bei normaler Fütterung ohne Keimzulage entsprechen würde. Die *Milchmenge* verhält sich, ebenso wie bei Schalenverfütterung, umgekehrt der Fettleistung. Bereits im Abschnitt A ist ein Absinken zu verzeichnen, welches auch in den weiteren Abschnitten B und C anhält. Schließlich steigt die Milchmenge in der Nachperiode wieder an. Der Ertrag an *Fett-kg* pro Tier und Tag wird folglich ebenfalls durch die Keimzulage beeinflußt. Absolut gesehen zur Vorperiode sinkt er ab (Tabelle 5), wohingegen bei einer relativen Berechnung zum Durchschnitt aus Vor- und

Nachperiode für den ganzen Versuch betrachtet kein Rückgang der Milchfettmenge eintritt. In den Abschnitten B und C liegt sie bei 101,4% und bei 104,3%. Ferner ist aus Abb. 1 zu entnehmen, daß die Wirkung der stark theobrominhaltigen Keime sofort am nächsten Tag nach der erstmaligen Fütterung einsetzt.

Die Kakaokeime wurden auch in Höhe von 750 g pro Tier und Tag ohne größeren Widerwillen gefressen.

Versuch 2: Zufütterung von Theobromin puriss., Erg. B. DAB 6, an Kühe

In diesem Versuch (Tabelle 6) standen 6 Kühe, welche zu je 3 Tieren in Versuchs- und Vergleichsgruppe eingeteilt waren. Die Richtlinien, welche für die

Tabelle 6. *Ergebnisse des Versuches 2 (Theobromin. puriss.)*

Perioden	Versuchsgruppe			Vergleichsgruppe		
	Milch pro Tag in Liter	Fettgehalt in %	Milchfett pro Tag in kg	Milch pro Tag in Liter	Fettgehalt in %	Milchfett pro Tag in kg
1. Vorperiode	*18,0*	*3,1*	*0,55*	16,5	3,4	0,56
3. Nachperiode	15,1	3.2	0.48	15,3	3,5	0,54
∅ aus 1. und 3.	16,6	3,1	0,51	15,9	3,4	0,55
2. Hauptperiode	*14,8*	*3,5*	*0,53*	16,1	3,4	0,55
2. rel. zu ∅ aus 1. und 3.	89,2 %	113,0 %	103,9 %	101,2	100,0 %	100,0 %

Zusammenstellung von Gruppen-Perioden-Versuchen gelten, wurden möglichst weitgehend berücksichtigt. Vor- und Nachperiode dauerten je 15 Tage, die Hauptperiode umfaßte einen Zeitabschnitt von 31 Tagen, der wegen der beschränkt vorhandenen Theobrominmenge nicht länger ausgedehnt werden konnte. Das Grundfutter für die beiden Gruppen in allen Perioden bestand aus 20 kg Naßschnitzel und 20 kg Grünfutter. Als Kraftfutter erhielten die Kühe

50% Weizenkleie
40% Gerstenschrot
10% Sojaschrot

je nach Leistung zugeteilt.

Das reine Theobromin wurde im Kraftfutter gereicht, in einer Höhe von 14 g pro Tier und Tag über die gesamte Dauer der Hauptperiode, was einer Gabe von rund 2 000g Kakaoschalen entspräche.

Unseres Wissens führten bisher nur APLIN und ELLENBERGER [2] Fütterungsversuche mit reinem Theobromin durch. Die Ergebnisse dieser Autoren wurden bereits von uns besprochen. Wir fanden in unseren Versuchsanstellungen etwa die gleiche Tendenz.

Der *Verlauf der Laktation* der Versuchsgruppe ist in Abb. 2 wiedergegeben.

Die Vergleichsgruppe lieferte gleichmäßige Ergebnisse, ohne irgendwelche Abweichungen in der Hauptperiode. Das Theobromin in der Versuchsgruppe wirkte nach seiner Verfütterung schnell und stark *fettprozent*erhöhend. Am Ende der Hauptperiode fällt der Fettprozentgehalt der Milch sehr deutlich ab. Die *Milchmenge* wird ebenfalls durch diese Beifütterung beeinflußt und sinkt, absolut

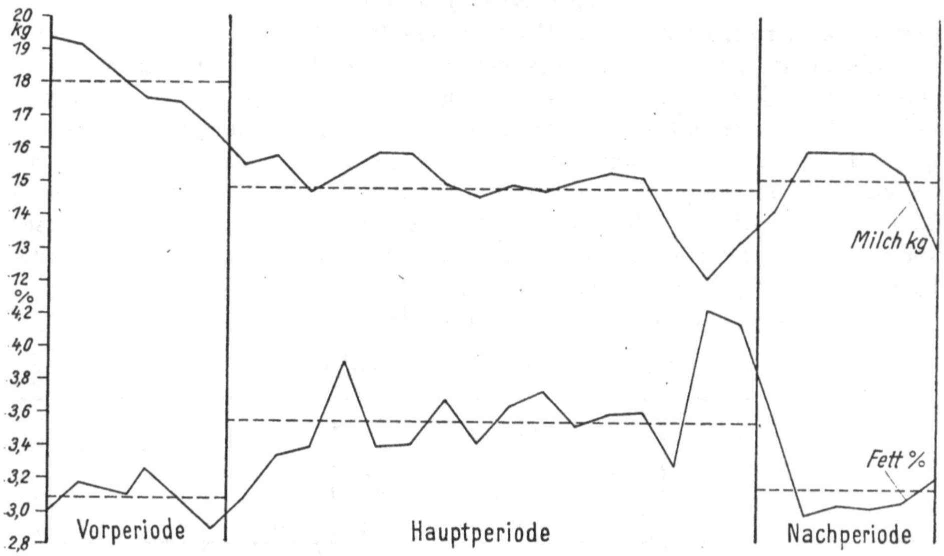

Abb. 2. Laktationsverlauf im Versuch 2 (Versuchsgruppe)

gesehen, in der Hauptperiode um 3,2 Ltr. ab. Die *Fett-kg*-Menge steht besonders unter dem Einfluß des Milchabfalles. Trotzdem ergibt sich in ihrem Relativwert ein geringer Anstieg auf 104%. Die Fettprozente und Milchmenge lagen, wie erwartet, bei 113% und 89%.

Mit diesem Versuch, in dem ersmalig chemisch reines Theobromin verfüttert wurde, kann eindeutig nachgewiesen werden, daß die bereits so oft beobachtete *spezifische Wirkung der Kakaoschalen bei* Verfütterung an Milchkühe *allein auf ihren Gehalt an Theobromin* zurückzuführen ist. Eine andere Deutung dieser Erscheinung halten wir für fehlerhaft.

Versuch 3: Zufütterung von Theobromin-Natrium-Salicylicum, DAB 6 (Diuretin) an Kühe

In diesem Versuch wurden 6 Kühe eingestellt, welche bei Einzelfütterung ebenfalls in eine Vergleichs- und eine Versuchsgruppe zu je 3 Tieren unterteilt wurden. Die Kühe der beiden Gruppen waren bezüglich ihrer Laktationsabschnitte und Leistungshöhe gut ausgeglichen, wie aus Tabelle 7 (Vorperiode) ersichtlich ist. Der Versuch gliederte sich in Vor-, Haupt- und Nachperioden. In der Tieranzahl und in der Dauer der Hauptperiode (12 Tage) mußten wir uns insofern eine Beschränkung auferlegen, da nicht genügend „Diuretin" zur Verfügung stand. Das Grundfutter setzte sich pro Kuh und Tag aus 20 kg Futterrüben, 20 kg Sauerfutter (Zuckerrübenblatt und Naßschnitzel zu gleichen Teilen) und 5 kg gutem Luzerneheu zusammen. Das Kraftfutter bestand aus

30% Gerstenschrot
30% Haferschrot
30% Weizenkleie
10% Sojaschrot

und wurde je nach Leistung den Kühen zugeteilt.

Nachdem in den beiden vergangenen Versuchen das Theobromin einmal in gerbsaurer Bindung (Versuch 1) und zum anderen in freier, aber ebenfalls schwer löslicher Form (Versuch 2) verabreicht wurde, gelangte nunmehr im Versuch 3 die leicht lösliche Form zum Einsatz. Die Versuchstiere bekamen 50 g Theobromin-Natrium-Salicylicum pro Tag im Kraftfutter. Diese Menge enthält etwa 25 g reines, leicht lösliches Theobromin und es ist anzunehmen, daß dieses vollständig resorbiert worden ist. In 3600 g Kakaoschalen würden nach unserer Rechnung ca. 25 g Gesamttheobromin enthalten sein.

Die Ergebnisse des Versuchs 3 sind aus Tabelle 7 ersichtlich.

Tabelle 7. *Ergebnisse des Versuches 3 (Theobromin-Natrium-Salicylicum)*

Perioden	Versuchsgruppe			Vergleichsgruppe		
	Milch pro Tag in Liter	Fett-gehalt in %	Milchfett pro Tag in kg	Milch pro Tag in Liter	Fett-gehalt in %	Milchfett pro Tag in kg
1. Vorperiode	*17,0*	*3,4*	*0,58*	18,0	3,5	0,63
3. Nachperiode	15,2	3,4	0,52	14,7	3,9	0,57
∅ aus 1. und 3.	16,1	3,4	0,54	16,3	3,7	0,60
2. Hauptperiode	*14,2*	*3,9*	*0,55*	16,3	3,8	0,62
2. rel. zu ∅ aus 1. und 3.	88,2 %	114,7 %	101,4 %	100,2 %	102,7 %	103,3 %

Der Laktationsverlauf ist für die Versuchsgruppe besonders charakteristisch, weswegen er in Abb. 3 nochmals aufgeführt ist.

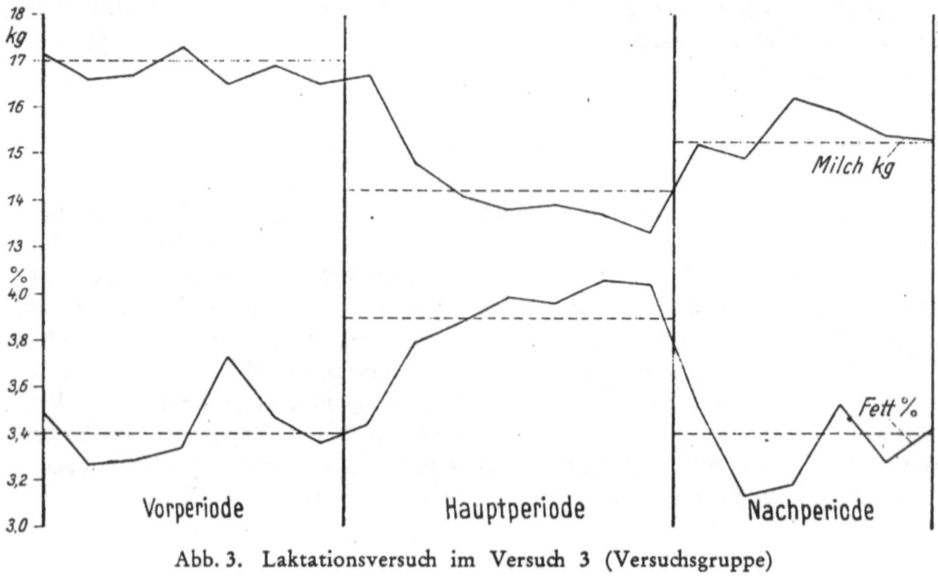

Abb. 3. Laktationsversuch im Versuch 3 (Versuchsgruppe)

Zu den vorstehenden Untersuchungsbefunden ist zunächst zu bemerken, daß die Vergleichsgruppe einen recht ausgeglichenen Laktationsverlauf besaß, da die zu erwartenden Leistungen, welche sich aus dem Durchschnitt der Vor- und Nachperiode errechnen, mit geringfügigen Abweichungen in der Hauptperiode tatsächlich eingetreten sind. Die Versuchsgruppe dagegen stieg in der *Fett-%-Menge* bedeutend an und fiel ebenso rasch bei Beendigung der Hauptperiode wieder ab. Die *Milchmenge* erfuhr wiederum eine Senkung, so daß ihr Relativwert nur 88,2% betrug. Daraus resultiert, daß ein bedeutender Mehrertrag an *Milchfett* mit 101,4% nicht eintrat. Wenn auch die Wirkung des Theobromins sehr eindeutig und schnell einsetzte, muß dieser Versuch wegen seiner kurzen Dauer mit der notwendigen Kritik betrachtet werden.

Versuch 4: Zufütterung von Theobromin-Natrium-Salicylicum, DAB 6 (Diuretin) an Ziegen

In einem weiteren, mehr informatorischen Versuch, wurden 3 Ziegen aufgestellt, welche „Diuretin“ in einer Gabe von 5 g pro Tier und Tag erhielten. Während die Kühe diesen Futterzusatz ohne weiteres aufnahmen, bereitete die Verabreichung an Ziegen größere Schwierigkeiten. Der sich ebenfalls in 3 Perioden aufgliedernde Versuch umfaßte je 14 Tage Vor- und Nachperiode, 28 Tage Hauptperiode und führte zu folgenden Ergebnissen (Tabelle 8):

Tabelle 8. *Ergebnisse des Versuches 4 (Theobromin-Natrium-Salicylicum)*

Perioden	Milch pro Tag in Liter	Fettgehalt in %	Milchfett pro Tag in g
1. Vorperiode	*2,75*	*3,75*	*103*
3. Nachperiode	2,14	3,49	75
∅ aus 1. und 3.	2,45	3,62	89
2. Hauptperiode	*2,22*	*3,85*	*85*
2. rel. zu ∅ aus 1. und 3.	90,6 %	106,4 %	95,5 %

Auch in diesem Versuch mit Ziegen war die übliche Tendenz zu beobachten, in dem der Fettprozentgehalt anstieg und die tägliche Milchmenge im Hauptversuche auf 90,6% der zu erwartenden Leistung absank. Ein Mehr an Butterfett konnte nicht erzielt werden.

III. Die Auswirkung von stark theobrominhaltigem Beifutter und reinem Theobromin auf die chemische Zusammensetzung der Kuhmilch

Es muß angenommen werden, daß mit der deutlichen Änderung des Fettprozentgehaltes ebenfalls eine solche der einzelnen Milchbestandteile eintritt. Untersuchungen in dieser Hinsicht wurden 1917 von LUND [12] durchgeführt, welcher feststellte, daß bei Kakaokuchenverfütterung die Milch der Versuchskühe reicher an Eiweißstoffen, aber ärmer an Zucker und Asche war, als diejenige der Vergleichskühe, welche Erdnußkuchen bzw. Sojakuchen im Kraftfutter erhielten. BÜNGER und LAMPRECHT [5] bestätigen im wesentlichen diesen Befund von LUND [12], betonen aber, daß bei ihrem Versuch, welcher mit entfettetem Kakaomehl durchgeführt wurde, der Aschegehalt der Milch im Gegensatz zu LUND zugenommen hat. Tabelle 9 zeigt die Änderungen, welche nach BÜNGER und LAMPRECHT [5] bei Kakaomehlverfütterung in den Milchbestandteilen auftraten.

Tabelle 9. *Milchbestandteile bei Kakaomehlverfütterung nach* BÜNGER *und* LAMPRECHT [5]

Periode	Gesamteiweiß %	Kasein %	Milchzucker %	Asche %
Vorperiode	2,88	2,08	5,01	0,73
Hauptperiode (Kakaomehl)	3,27	2,48	4,44	0,83

Tabelle 10. *Die chemische Zusammensetzung der Milch in Versuch 1 (Kakaokeime)*

Periode	Gesamteiweiß %	Kasein %	Milchzucker %	Asche %
1. Vorperiode	3,22	2,40	4,72	0,77
3. Nachperiode	3.23	2,58	4,67	0,80
Ø aus 1. nnd 3.	3.22	2,49	4,70	0,79
2. Hauptperiode (Abschn. A, B u. C)	3,47	2,58	4,44	0,78
2. rel. zu Ø aus 1. und 3.	107,8 %	103,6 %	94,5 %	98,7 %

Tabelle 11. *Die chemische Zusammensetzung der Milch in Versuch 2 und 3*

Perioden	Versuchsgruppe				Vergleichsgruppe			
	Gesamteiweiß %	Kasein %	Milchzucker %	Asche %	Gesamteiweiß %	Kasein %	Milchzucker %	Asche %
Versuch 2 (Theobromin puriss.)								
1. Vorperiode	3,18	2,38	4,60	0,77	3,21	2,39	4,87	0,77
3. Nachperiode	3 65	2,92	4,56	0,79	3,41	2,88	4,94	0,76
Ø aus 1. und 3.	3,42	2,65	4,58	0,78	3,31	2,64	4,91	0,77
2. Hauptperiode	3,64	2,85	3,92	0,81	3,34	2,52	4,77	0,77
2. rel. zu Ø aus 1. u. 3.	106,4 %	107,6 %	85,6 %	103,8 %	100,9 %	95,5 %	97,2 %	100,0 %
Versuch 3 (Theobromin-Natrium-Salicylicum)								
1. Vorperiode	2,96	2,35	5,02	0,74	3,10	2,53	5,18	0,76
3. Nachperiode	3,03	2,42	4,75	0,74	3,35	2,77	5,05	0,77
Ø aus 1. und 3.	3,00	2,39	4,83	0,74	3,23	2,65	5,11	0,77
2. Hauptperiode	3,36	2,65	4,38	0,84	3,18	2.54	5,01	0,79
2. rel. zu Ø aus 1. u. 3.	112,0 %	110,9 %	90,7 %	113,5 %	98,4 %	95,8 %	98,1 %	102,6 %

Für die gesamte Dauer unserer Kuhversuche 1, 2 und 3 führten wir die Bestimmung der Milchbestandteile durch. Während die Fettprozentbestimmungen täglich erfolgten, wurden jeweils aliquote Teile von 4 Gemelken (2 Tage) zu einer Analysenprobe vereinigt. Die vorstehenden Tabellen 10 und 11 bringen die *Veränderungen der Milchbestandteile,* welche unter dem Einfluß der in den Versuchen 1, 2 und 3 beigefütterten Kakaokeimen, Theobromin. puriss. und Theobromin-Natrium-Salicylicum stattgefunden haben.

Die Milchbestandteile im Versuch 1 (Tabelle 10) verhielten sich analog den in Tabelle 9 wiedergegebenen Versuchsergebnissen von BÜNGER und LAMPRECHT[5]. In beiden Versuchen ist ein deutlicher Anstieg im Gesamteiweiß- und Kaseingehalt der Milch festzustellen. Der Milchzucker fällt ebenso deutlich ab. Obwohl der Futterzusatz verschieden war (Kakaomehl bei BÜNGER und LAMPRECHT; Kakaokeime bei uns), stimmen die Ergebnisse voll überein. Damit ist erwiesen, daß auch diese Änderung in den Milchbestandteilen allein dem Gehalt der Keime und des Kakaomehls an Theobromin zuzuschreiben ist. Bewiesen wird dies durch die Zahlen in Tabelle 11, welche die Versuche 2 und 3 beinhaltet. Die Vergleichsgruppen in beiden Versuchen ändern sich in ihren Milchbestandteilen kaum, so daß die in der Hauptperiode gefundenen Werte mit geringer Vor- und Nachperiode gleichkommen. Ausgedrückt wird dies durch die in der letzten Zeile jedes Versuches stehenden Relativzahlen.

Die Versuchsgruppen bringen unter dem Einfluß der Theobrominverfütterung neben der bereits besprochenen *Fetterhöhung eiweißreichere und milchzuckerärmere Milch.* Über den Aschegehalt läßt sich nichts Endgültiges sagen. Wir fanden in dem Versuch 1 eine Senkung und in den Versuchen 2 und 3 eine Erhöhung desselben. LUND[12] und BÜNGER und LAMPRECHT[5] stimmen in dieser Hinsicht ebenfalls nicht überein.

IV. Zur Frage der Schädlichkeit der Kakaoschalenverfütterung

Die Hauptbedenken, die gegen eine Kakaoschalenverfütterung erhoben werden, hängen mit dem Theobromingehalt derselben zusammen. Hierzu ist zu sagen, daß das Theobromin während des Fermentationsvorganges der Kakaofrucht in die Schalen diffundiert. Die nunmehr Theobromin enthaltenden Schalen können als Futtermittel noch reicher an Theobromin werden durch den unterschiedlichen Trennungsprozeß der Schalen von den Kernteilen nach der Röstung. Die Röstung selbst übt keinerlei Einfluß auf den Theobromingehalt aus. Je schlechter diese Trennung gelingt, d. h. je mehr Kernteile in den Schalen verbleiben, desto höher wird auch der Theobromingehalt dieser Rückstände. Die sog. clear shells (reine Schalen), welche mittels Aspirateur gewonnen werden, haben den geringsten Theobromingehalt. Jedoch selbst bei einem relativ hohen Theobromingehalt der Schalen dürften nach unserer Meinung keine gesundheitlichen Schädigungen eintreten, da wir bei einer Zugabe von 25 g reinem Theobromin je Kuh und Tag keinerlei nachteilige Wirkungen feststellen konnten. Wie wir bereits darauf hingewiesen haben[17], sprachen sich die überwiegende Mehrzahl von Versuchsanstellern in keiner Weise nachteilig über die Schalenverfütterung aus. Bemerkungen in dieser Hinsicht finden wir auch in neueren Veröffentlichungen, z. B. bei NEHRING [13] und HARING und KUBLITZ [10], welche in Fütterungsversuchen mit Schalen keine Schädigung der Gesundheit bemerkt haben.

In den eingangs erwähnten langfristigen Fütterungsversuchen mit Kakaoschalen, welche über 1 Jahr und länger dauerten, und eine große Anzahl von Tieren umfaßten, traten keinerlei Ausfälle auf. In den von uns durchgeführten Versuchen 1, 2 und 3 an Kühen wurden tierärztliche Untersuchungen auf Herztätigkeit und Körpertemperatur der Tiere durchgeführt. Eine negative Beeinflussung der Versuchsgruppen fand nicht statt.

Die obere Verzehrsgrenze der Kühe an Schalen ergibt sich allein schon aus ihrem geringen Futterwert. Außerdem hindert der bittere Geschmack eine größere Aufnahme derselben. Verzehrsnormen von 2–3 kg je Kuh und Tag sind bezüglich ihres Theobromingehaltes nach unserer Meinung unbedenklich.

Versuch 5: Fütterungsversuch mit Kakaoschalen an Schweinen

Um das Problem der Kakaoschalenverfütterung allseitig beleuchtet zu haben, setzten wir schließlich noch einen orientierenden *Fütterungsversuch mit Schweinen* (Versuch 5) an, ohne damit diesen Abfällen irgendeine wirtschaftliche Bedeutung in der Schweinemast beilegen zu wollen. Uns interessierte lediglich, ob das gegen Futterschaden wesentlich empfindlichere Schwein in seinem Wachstumsverlauf gestört wird. Der Versuch umfaßte 18 Schweine, welche mit 35 kg Lebendgewicht eingestellt wurden. Der Versuchszeitraum belief sich auf 10 Wochen. Die wichtigsten Ergebnisse sind in Tabelle 12 zusammengestellt.

Tabelle 12. *Ergebnisse des Versuches 5 (Kakaoschalen an Schweine, Versuchsdauer 70 Tage)*

Anzahl der Tiere	Gewichtszunahme insgesamt pro Tier in kg	Tägliche Zunahme in g	Verbrauch an Trockenfutter (kg) je kg Lebendgewichtszunahme	Fütterung
			Vergleichsgruppe	
6	41,5	593	3,43	88 % Gerste, 12 % Eiweißfutter, Luzernemehl, Kalk
			Versuchsgruppe I	
6	37,0	529	4,04	78 % Gerste, 10 % gemahlene Kakaoschalen, 12 % Eiweißfutter, Luzernemehl, Kalk
			Versuchsgruppe II	
6	29,0	415	4,38	68 % Gerste, 20 % gemahlene Kakaoschalen*, 12 % Eiweißfutter, Luzernemehl, Kalk

* Siehe Text.

Die Fütterung wurde als reine Getreidemast mit 10% bzw. 20% gemahlenen Kakaoschalenanteil in den Versuchsgruppen betrieben. 20% Schalen in der Versuchsgruppe II konnten nur die ersten 25 Tage aufrecht erhalten werden, da wegen der geschmacklichen Beeinträchtigung die Futteraufnahme zurückging und die Tiere eine rasch zunehmende Verschlechterung ihrer Hautfarbe erkennen ließen. Diese Schweine, welche ebenfalls in ihrem Wohlbefinden sichtlich gestört waren, bekamen ein schmutziges, verkrustetes, dunkelbraunes Aussehen. Nachdem die Schalenration für die Dauer von 15 Versuchstagen ganz gestrichen wurde, erholten sich die Tiere rasch und nahmen die volle, ihrer Gewichtsentwicklung entsprechende, tägliche Futtermenge auf. Für den Rest der Versuchsdauer erhielt die Versuchsgruppe II ebenfalls 10% Kakaoschalen. Die Versuchsgruppe I zeigte zwar ebenfalls eine Verschlechterung der Haut und des Haarkleides, jedoch wurde das Allgemeinbefinden der Tiere nicht beeinträchtigt, so daß die gleichhohe tägliche Futtermenge wie in der Vergleichsgruppe aufgenommen wurde. Bezüglich der Mastleistung ist eine deutliche Depression durch die Kakaoschalen festzustellen. Tägliche Zunahmen und Futterverzehr pro kg Lebendgewichtszunahme verschlechtern sich, wie zu erwarten, mit steigendem Schalenanteil.

Die einzige und bekannte Veröffentlichung über die Verfütterung von Kakaoabfällen an Schweinen wurde von APLIN [1] vorgenommen, welcher an tragende und säugende Sauen diese Abfälle reichte. Die Gesundheit von Sau und Ferkel wurde stark beeinträchtigt, so daß es auch zu Verlusten kam, die einwandfrei durch diese Zufütterung verursacht wurden.

C. Zusammenfassung

Zu dem Problem der Verfütterung von Kakaoabfällen ist in letzter Zeit von verschiedener Seite Stellung genommen worden. Gestützt auf unsere nunmehrigen Versuchsergebnisse, sind wir bezüglich der Verfütterung von Kakaoschalen und der damit zusammenhängenden Fragen folgender Ansicht:

1. Der Futterwert von Kakaoschalen für Rinder schwankt erheblich und ist als gering zu veranschlagen, so daß ihre Verwendung nur als Beifutter in Frage kommen kann.
2. In mehreren kurzfristigen Versuchen wurde festgestellt, daß die Kakaoschalen eine spezifische Wirkung auf Hebung der Fettprozente und Senkung der Milchmenge besitzen. In daraufhin angestellten Fütterungsversuchen über längere Zeiträume zeichnete sich besonders hinsichtlich der Fettprozente die gleiche Tendenz ab.
3. Die spezifische Wirkung dieser Abfälle muß ihrem Theobromingehalt zugeschrieben werden. Um dieses eindeutig zu beweisen, wurden 4 Versuche an Kühen und Ziegen mit Kakaokeimen (2,96% Theobromingehalt), Theobromin puriss. und Theobromin-Natrium-Salicylium angesetzt. Die in Tabelle 5 bis 8 und Darstellung 1 bis 3 wiedergegebenen Versuchsergebnisse, lassen in allen Fällen die rasche Wirkung des Theobromins auf die Steigerung des Fettgehaltes und die Senkung der Milchmenge erkennen. Die höchsten Theobromingaben entsprachen dabei etwa einer Menge von 3600 g Kakaoschalen.
4. Unter dem Einfluß des Theobromins findet auch eine merkliche Abänderung in der chemischen Zusammensetzung der Milch statt. Wie aus Tabelle 9–11 hervorgeht, tritt eine nicht unbedeutende Vermehrung des Gesamteiweißes

und des Kaseins ein. Der Milchzucker verringert sich deutlich. Der Aschegehalt verhält sich indifferent.

5. In den kurz- und langfristigen Versuchen wurden gesundheitliche Schädigungen der Milchkühe, welche zum Teil in ärztlicher Kontrolle standen, nicht beobachtet. Die Hauptbedenken richten sich gegen den Theobromingehalt der Kakaoabfälle, welcher jedoch nach unserer Ansicht keine nachteilige Folgen haben dürfte, da wir 50 g Theobromin-Natrium-Salicylicum mit einem Gehalt von 25 g leichtlöslichem Theobromin ohne irgendwelche Nachteile je Tier und Tag verfütterten. Dazu kommt, daß das Theobromin in den Kakaoschalen (0,70% Theobromingehalt) in schwerlöslicher Form vorliegt.

   Die Schädlichkeit von Kakaorückständen bei ihrem Einsatz in der Schweinefütterung konnte nachgewiesen werden. Die Tiere zeigten allergische Erscheinungen, welche sich in einer Verschlechterung der Hautfarbe und in Störungen ihres Wohlbefindens äußerten.

6. Nach unseren Feststellungen stehen einer Verfütterung von Kakaoschalen an Milchkühe in Höhe von 2–3 kg keine Bedenken entgegen. Größere Mengen nehmen die Tiere wegen der Geschmacksbeeinflussung nicht auf und sind wegen ihres geringen Nährstoffgehaltes wirtschaftlich von Nachteil. Wir empfehlen daher eine Gabe von 1 kg Schalen pro Tier und Tag, wobei sich der Anstieg in den Fettprozenten noch deutlich bemerkbar macht.

   Werden Kakaoschalen als Futtermittel verwendet, so gilt auch für sie die unbedingte Forderung nach einwandfreier Beschaffenheit.

D. Literaturverzeichnis

[1] APLIN, R. D.: Fütterung von Kakaomehl an Schweine. Vermont Sta. Bul. 271, 1927, S. 10.

[2] APLIN, R. D. u. ELLENBERGER, H. B.: Der Einfluß der Fütterung von Kakaomehl an Milchkühe, Vermont Sta. Bul. 272, 1927.

[3] BECKURTS, H. nud FROMME, J.: Apoth. Ztg. 1903, S. 593; Zeitschr. f. Unters. d. Lebensmittel, Bd. 9, 1905, S. 377 u. Bd. 12, 1906, S. 83.

[4] BEYTHIN, A.: Im Handbuch der Lebensmittelchem. von Böhmer, A., Jucknack, A. und Tillmanns, J. Bd. 6, 1934, S. 180.

[5] BÜNGER, H. u. LAMPRECHT, H.: Die Wirkung von entfettetem Kakaomehl bei der Fütterung an Milchkühe. Milchwirtsch. Forschg. Bd. 3, 1926, S. 3.

[6] FINGERLING, G.: Der Nährwert der Kakaoschalen. Zeitschr. f. Tierern. u. Futtermittelk. Neue Folge der landw. Unters. Stat. Bd. 8, 1944, S. 25.

[7] FINCKE, H.: Handbuch der Kakaoerzeugnisse, Springer Berlin 1. Aufl. 1936.

[8] GOLDING, J. u. BURR, H.: Bull. officiel de l'Office International du Cacao et du Chocolat, 7. Brüssel, 1937, S. 247.

[9] HAERTEL, F.: Zeitschr. f. Unters. der Nahrungs- und Genußmittel, Bd. 47, 1924, S. 264 bis 266.

[10] HARING, F. u. KUBLITZ, M.: Beifutter von Milchkühen auf der Weide. Zeitschr. f. Tierern. u. Futtermittelk. Bd. 10, H. 4, 1955, S. 211—223.

[11] LIECHTE, P., KLING, M.: Die Handelsfuttermittel, Bd. 1, Verl. Ulmer 1928.

[12] LUND, A. V.: Mitteilungen des deutsch. milchwirtsch. Vereins, Bd. 34, 1917, S. 124.

[13] NEHRING, K.: Lehrbuch der Tierernährung und Futtermittelkunde, Verl. Neumann Radebeul, 5. Aufl. 1955, S. 242 u. 392.

[14] RICHTER. K. u. BRÜGGEMANN, R.: Kakaoschalen als Futtermittel, Biederm. Zentralbl. Abt. B. Tierern. Bd. 9, 1937, S. 184.

[15] SPERLING, L.: Ist das Verbot der Kakaoschalen für Futterzwecke gerechtfertigt? Landw. Forsch. Bd. 7, H. 1, 1954, S. 46—54.

[16] WADSWORTH, R. V.: Analyt. Bd. 47, 1922, S. 153.

[17] WENIGER, J. H., FUNK, K. u. HARTWIG, W.: Der Futterwert der Kakaoschalen und ihre Wirkung auf die Milchproduktion, Arch. f. Tierern. Bd. 4, H. 6, 1954, S. 337—348.

[18] WINKLER, G.: Die Eignung der Kakaoschalen zur Verfütterung an Arbeitspferde. Biederm. Zentralbl. Abt. B, Tierern. Bd. 10, 1938, S. 21—58.

[19] WÖHLBIER, W.: Bemerkungen der Schriftleitung zu dem Aufsatz von L. Sperling, Landw. Forsch. Bd. 7, H. 1, 1954, S. 55.

Eingegangen am 27. 1. 56

Aus dem Institut für Tierzucht der Martin-Luther-Universität Halle-Wittenberg
(Direktor: Prof. Dr. WUSSOW)

J. H. WENIGER

Weitere Untersuchungen über das Verhalten des Magen-Darmkanals des Schweines unter dem Einfluß verschiedenartiger Ernährung

1. Einleitung und Fragestellung

Diese Arbeit ist eine Fortführung unserer Versuche, deren Ergebnisse wir im Archiv für Tierernährung, Beiheft 4, Festschrift Mangold, 1954, S. 151–181 [2] niedergelegt hatten. Es ging um die Frage, ob durch eine entsprechende Ernährungsform der Verdauungstraktus der Schweine künstlich hinsichtlich Länge und Volumen so vergrößert werden kann, daß das Tier in den Stand gesetzt wird, mehr Futter aufnehmen bzw. rohfaserreichere Nahrung besser verwerten zu können. Damit stellen, für die Praxis gesehen, unsere Versuche eine Nachprüfung der seit langer Zeit in der Schweinemast vertretenen Anschauung dar, welche besagt, daß durch eine relativ rohfaser- und ballastreiche Jugendernährung nach dem Stadium des Absatzferkels (Läuferung) der Verdauungstraktus „geweitet" wird, wodurch in der Ausmast – etwa ab 70 kg Lebendgewicht – höhere tägliche Futtermengen aufgenommen werden sollen.

Die bisher in der Literatur geäußerten Meinungen zu diesem Problem der „Bauchweitung", welche sich widersprechen, und weitere damit verbundene Fragen sind in der oben genannten Veröffentlichung enthalten, so daß sich ihre nochmalige Erwähnung erübrigt. Das Gleiche gilt auch für die technische Durchführung unserer Gewichts-, Längen- und Volumenfeststellungen am Verdauungstraktus, welche in dem nunmehr zu beschreibenden Versuch in der gleichen Weise gehandhabt wurden.

Zum besseren Verständnis der folgenden Ausführungen fassen wir das Wesentlichste der ersten Versuchsserie [2] kurz zusammen:

> Nach den drei angewendeten Fütterungsarten im Mastabschnitt von 30–130 kg Gewicht (Abt. 1: Getreideschnellmast; Abt. 2: Kartoffelschnellmast; Abt. 3: Kleiemast mit geringem Getreide- und Kartoffelanteil) müssen wir durch letztere Art der Versuchsfütterung (Abt. 3) eine mechanisch formende Wirkung auf den Verdauungstraktus als erwiesen ansehen. Es kam zu einer einwandfreien Steigerung des Dickdarmvolumens um rund 6 Liter gegenüber den anderen beiden Fütterungsabteilungen und zu einer Erhöhung der Magen-, Dünndarm- und Dickdarmgewichte. Die Unterschiede in den Darmlängen der drei Abteilungen waren nicht signifikant und solche konnten auch nicht erwartet werden, da dieselben bereits beim jungen 30 kg schweren Schwein bis zu 80% ihrer Terminalgröße vorbestimmt sind und keine Möglichkeit zur Modifikation lassen. Diese Wirkung der Kleie beruht u. E. auf ihrer hohen und nachhaltigen Quellfähigkeit und auf ihrer mäßigen Verdaulichkeit durch das Schwein. Trotzdem der Ballastgehalt in der täglichen Ration von Abteilung zu Abteilung stark unterschiedlich war, wurden pro Masttag von allen Tieren im Durchschnitt fast gleichhohe Trockensubstanzmengen aufgenommen. An Hand der Schwankungsbreiten der Meßergebnisse an den Verdauungsorganen von Tier zu Tier konnte festgestellt werden, daß diejenigen mit längerem und schwererem Verdauungstraktus mit höherem Fassungsvermögen nicht in der Lage waren, mehr Trockensubstanz aufzunehmen. Beziehungen zwischen unseren Meßergebnissen und der Futterverwertung ergaben sich nicht. Rassenunterschiede wurden in keinem Fall beobachtet.

Wenn wir auch damit die Tatsache anerkennen, den Verdauungstraktus des Schweines durch mechanische Futterwirkung bestimmter Futermittel, welche bereits näher beschrieben wurden [2], stark beeinflussen zu können, so ist dennoch für die Praxis der Schweinemast nichts gewonnen, bevor wir nicht über folgende Fragen Aufklärung erhalten haben:

1. Haben wir es bei dieser künstlichen Weitung der Verdauungsorgane mit einem reversiblen oder irreversiblen Vorgang zu tun? D. h., bleibt dem Tier der „weite" Darmkanal, welcher in einer Zwischenperiode (Läuferfütterung) erworben ist, erhalten, so daß trotz hochverdaulicher Futtergaben in der Ausmast der Magen- und Darmkanal sein künstlich vergrößertes Fassungsvermögen beibehält.

2. Falls der Vorgang irreversibel ist, resultiert daraus für die Ausmast eine regere Resorption und höhere Futteraufnahme bei entsprechend gesteigerter Zunahmeleistung, also kurz gesagt, eine bessere Wirtschaftlichkeit der Mast?

3. Kommt der phänotypischen Beurteilung der Tiere eine Bedeutung zu in der Verbindung – große Bauchhöhle und gute Flankentiefe – umfangreicher Verdauungstraktus – gute Futterverwertung?

Damit ist zugleich die Fragestellung dieser Veröffentlichung umrissen.

Hierzu kann allgemein gesagt werden, daß die gedankliche Verbindung – großes Fassungsvermögen der Verdauungsorgane (gleichgültig ob erblich bedingt oder künstlich erzeugt) und hoher täglicher Futterverzehr – unrichtig ist, da weit mehr und ausschlaggebendere Faktoren die Höhe der Futteraufnahme bestimmen als der Umfang des Magen-Darmkanals. Abgesehen von der Schmackhaftigkeit des Futters und seiner zweckvollen Zubereitung für das Tier, reguliert sich der Futterverzehr hauptsächlich nach der Möglichkeit der Resorption der Nährstoffe und deren Einbau im Körper, welcher wiederum von der Wachstumspotenz bzw. der Intensität des Stoffum- und -ansatzes abhängig ist. Daraus folgt, selbst bei der Annahme eines irreversiblen Vorganges, daß ein höherer Nutzeffekt durch die Darmweitung physiologisch nicht erzielt werden kann. Diese Ansicht stimmt mit den in unserer ersten Arbeit getroffenen Versuchsergebnissen voll überein. Wir müssen hier W. STAHL [1] zustimmen, daß das *Nährbedürfnis* des Organismus die treibende Kraft für einen höheren Futterverzehr bildet.

Fressen Mastschweine nach der Läuferung pro Tag mehr als nichtgeläuferte Tiere, so ist dies ein Hinweis dafür, daß die bewußt sparsame und mehr auf mechanische Sättigung ausgehende Läuferfütterung die Schweine in einen Entwicklungszustand versetzt hat, in dem das Nährstoffangebot dem Nährstoffbedürfnis nicht mehr voll angemessen ist. Dieses Defizit decken die Tiere während der ersten Zeit der Ausmast durch eine entsprechende Mehraufnahme an Futter.

Ob ein erhöhtes Dünn- und Dickdarmvolumen über das normale Durchschnittsmaß unserer Hausschweine hinaus auch eine bessere Resorption nach sich zieht, ist ohne die Feststellung der aktiven, inneren Oberfläche der Därme ebenso ungewiß wie unwahrscheinlich.

2. Die Versuchsanstellung

Der Versuch umfaßte 16 Schweine, welche in drei Fütterungsabteilungen unterteilt, nach folgendem Plan gefüttert wurden (Tabelle 1).

Tabelle 1: *Versuchseinteilung und Futtermengen pro Tier und Tag*

Fütterungs-abteilung	Anzahl der Tiere	von 30—70 kg Gewicht			von 70—130 kg Gewicht	
		Kraft-futter	Kar-toffeln	Kleie	Kraft-futter	Kar-toffeln
1	5	satt	—	—	800 g	satt
2	5	800 g	satt	—	800 g	satt
3	6	400 g	1000 g	satt	800 g	satt

Das Kraftfutter bestand aus Gerstenschrot mit genügend hohem Eiweißanteil (Fischmehl) und Mineralstoffgehalt. Von 30–70 kg Lebendgewicht unterschieden sich die Fütterungsarten ganz erheblich voneinander, denn die Abteilung 1 stellt eine ausgesprochene Getreideschnellmast, die Abteilung 2 eine Kartoffelschnellmast und die Abteilung 3 eine Kleiemast mit geringem Kraftfutter- und Kartoffelanteil dar. Ab 70 kg Gewicht erfolgte für die Abteilung 1 und 3 eine Umstellung auf Kartoffelmast. Da wir in unserer ersten Versuchsserie festgestellt hatten, daß durch eine Fütterung mit hohem Kleieanteil der Verdauungstraktus eine bedeutende Erweiterung erfuhr, sollte nunmehr untersucht werden, ob diese Veränderung des Magen-Darmkanals in der Ausmast ab 70 kg Gewicht erhalten bleibt und sich in irgendeiner Form günstig auf das Mastergebnis auswirkt. Damit kommt der Abteilung 3 die Hauptbedeutung zu, während die anderen beiden Abteilungen hauptsächlich als Vergleichsgruppen dienten. Alle Tiere standen während der gesamten Versuchsdauer in Einzelfütterung und erhielten täglich das Futter, welches bis an die Sättigungsgrenze gereicht wurde, zugewogen. Die Kartoffeln wurden im frisch gedämpften Zustand verfüttert.

3. Die Versuchsergebnisse

Damit für den weiteren Versuchsverlauf bekannt war, ob eine Veränderung an den Verdauungsorganen eingetreten ist, wurden aus allen 3 Abteilungen bei 70 kg Körpergewicht, als die Fütterungsumstellung erfolgte, Versuchstiere entnommen und geschlachtet, welche dem Durchschnitt ihrer Abteilung entsprachen. An diesen Versuchstieren fanden wir bezüglich Magen-, Dünndarm- und Dickdarmgewicht, Dünndarm- und Dickdarmlänge und Dickdarmvolumen folgende Verhältnisse (Tabelle 2).

Tabelle 2: *Meßergebnisse an den Verdauungsorganen 70 kg schwerer Schweine*

Fütterungsabteilg.	Ohr-Nr.	Längen in m			Gewicht in g			Dickdarmvolumen in Ltr.
		Dünndarm	Dickdarm	Gesamtdarm	Magen	Dünndarm	Dickdarm	
1	1	19,1	4,4	23,5	615	1495	1425	8,6
1	3	18,3	4,4	22,7	860	1540	1305	8,8
2	7	16,1	4,9	21,0	545	1370	1290	6,4
3	12	17,1	5,2	22,3	645	1610	1595	**13,4**
3	15	19,2	4,9	24,1	620	1680	1575	**12,0**

Es wurden aus Abteilung 1 und 3 je zwei Tiere und aus Abteilung 2 ein Tier mit 70 kg Gewicht geschlachtet. Mit dieser Probeschlachtung bestätigen sich zunächst unsere früher veröffentlichten Versuchsergebnisse [2], da es zu einer Erhöhung der Dünn- und Dickdarmgewichte und deutlicher Vergrößerung der Dickdarmvolumina unter dem Einfluß der Kleiefütterung kam. Die Darmlängen blieben ohne eindeutige Beeinflussung. Die Unterschiede von Abteilung 3 zu den anderen beiden Abteilungen sind augenfällig besonders beim Dickdarmvolumen. Die Aufnahme an Kleie der Schweine in Abteilung 3 belief sich täglich auf rund 1 kg pro Tier. Auf Grund dieser Feststellungen in Tabelle 2 besteht die berechtigte Annahme, daß die übrigen Tiere der Abteilung 3 ebenfalls zu diesem Zeitpunkt eine ähnliche Vergrößerung ihres Darmkanals aufwiesen. Die Abteilungen 1 und 2 differierten nicht stark voneinander.

Die restlichen 11 Schweine aller Abteilungen wurden nach der Futterumstellung bei nunmehr einheitlicher Kartoffelmast bis 130 kg Endgewicht weitergefüttert und es mußte, falls die Theorie der Darmweitung mit ihren weiteren Konsequenzen richtig ist, zu einer höheren, täglichen Futteraufnahme der Schweine in Abteilung 3 kommen. Aus Tabelle 3 werden der weitere Verlauf des Versuches und die Meßergebnisse an den Verdauungsorganen zu Mastende ersichtlich.

Am auffälligsten in dieser Tabelle sind die Meßergebnisse der Verdauungsorgane. Ein eindeutiger Unterschied von Abteilung 3 zu den Abteilungen 1 und 2 ist nicht mehr festzustellen. Weder die Längen und Gewichte noch die Volumina weisen eine bestimmte Tendenz auf, wie sie in Tabelle 2 zu beobachten war. Diese Feststellung müssen wir als den Beweis dafür ansehen, daß die bis 70 kg Gewicht stattgefundene Darmweitung in Abteilung 3 ein *reversibler Vorgang* war. Die hochverdaulichen Futtermittel während der Ausmast hatten zur Folge, daß sich der Verdauungstraktus dieser Ernährungsweise anpaßte und in seinem Umfang zurückging. Damit ist andererseits gezeigt, daß den Verdauungsorganen eine hohe, dem Futter angepaßte Modifizierbarkeit eigen ist. Diese ging in unserem Versuch so weit, daß die 70 kg schweren Schweine in Abteilung 3 etwa gleichgroße Dünndarmgewichte und deutlich höhere Dickdarmvolumina zeigten als die 130 kg schweren Tiere der gleichen Abteilung nach Kartoffelmast. Das trotzdem größere Dickdarmgewicht letzterer Tiere ist auf den Ansatz mesodermalen Fettes mit zunehmendem Körpergewicht zurückzuführen. Auf Grund der gezeigten Verhältnisse an den Verdauungsorganen, bieten die Daten der Mastleistung und der Futteraufnahme von 70–130 kg in Abteilung 3 keinerlei Überraschung. Eine Mehraufnahme an Futter, in diesem Falle an Kartoffeln, welche nach der Sättigungsgrenze gefüttert wurden oder eine bessere Futterverwertung, trat im Vergleich zu den anderen beiden Abteilungen nicht ein. Die tägliche Aufnahme an Trockensubstanz und der Trockensubstanzaufwand pro 1 kg Mastzunahme zeigen von Abteilung zu Abteilung keine Besonderheiten bei der einheitlichen Ausmast. In der Vorperiode bis 70 kg wiesen die Tiere mit Kleiefütterung, wie zu erwarten, die ungünstigsten Mastleistungen auf.

Wie in unserer ersten Veröffentlichung betont, ergaben sich zwischen Darmlängen, -gewichten oder -volumina und der Futterverwertung keinerlei Beziehungen.

Zufolge der vorstehenden Versuchsergebnisse kann der künstlichen Erhöhung des Fassungsvermögens der Verdauungsorgane weder eine physiologische noch wirtschaftliche Bedeutung beigelegt werden. Die Läuferung der jungen Mast-

Tabelle 3: *Meßergebnisse an den Verdauungsorganen 130 kg schwerer Schweine und die Mastleistung in den Fütterungsabteilungen*

Fütterungsabteilung	Ohrnummer	Längen in m			Gewichte in g			Dickdarmvolumen in Litern	30—70 kg			70—130 kg			
		Dünndarm	Dickdarm	Gesamtdarm	Magen	Dünndarm	Dickdarm		tägl. Zunahme in g	tägliche Aufnahme an Trocken-substanz in g	Trockensubstanzaufwand / 1 kg Zunahme in g	tägl. Zunahme in g	tägliche Aufnahme an Trocken-substanz in g	Trockensubstanzaufwand / 1 kg Zunahme in g	Kartoffelverzehr pro Tag in g
1	2	18,7	5,8	24,5	900	1340	2775	14,2	518	1741	3100	649	2344	3672	6362
1	4	19,8	6,4	26,2	860	1460	2440	15,1	582	1509	2943	594	2448	4121	6296
1	5	20,0	5,6	25,6	690	1485	1965	10,8	475	1878	2864	551	2435	4446	6312
Ø	—	19,5	5,9	25,4	817	1328	2393	13,3	525	1709	2969	598	2421	4080	6323
2	6	18,6	5,6	24,2	770	1600	2235	10,9	580	1779	3069	608	2058	3520	5257
2	8	20,1	6,6	26,7	880	2005	2690	10,9	541	1853	3429	542	2051	3939	5272
2	9	21,2	5,9	27,1	960	1550	2390	13,0	556	1775	3195	588	2065	3655	5282
2	10	19,9	6,9	26,8	735	1585	2485	11,5	526	1616	3071	562	1950	3471	4843
Ø	—	20,0	6,3	26,2	836	1685	2450	11,6	551	1756	3191	575	2031	3846	5163
3	11	18,0	5,1	23,1	740	1520	1975	10,9	421	1513	3608	421	2192	3819	5109
3	13	19,5	5,9	25,4	740	1390	2055	9,7	360	1477	4098	510	2425	4112	6328
3	14	23,7	5,7	29,4	925	1670	1945	9,6	404	1595	3947	435	2300	4224	5342
3	16	21,3	6,3	27,6	860	2030	2950	11,0	440	1567	3565	569	2326	3799	5858
Ø	—	20,6	5,7	26,4	816	1632	2231	10,3	406	1538	3805	484	2311	3989	5659

schweine mit der Begründung der „Darmweitung" ist u. E. für die Ausmast ohne jegliche Bedeutung, wobei hinzukommt, daß Grünfutter, Rüben und anderes Saftfutter, welche in der Praxis hauptsächlich als Läuferfutter eingesetzt werden, sowieso eine mechanisch formende Wirkung auf den Verdaungstraktus nicht besitzen. Damit wird die „Läuferung" der Wirtschaftsmastschweine nicht etwa grundsätzlich abgelehnt, sondern lediglich ihre Bedeutung in einer Hinsicht eingeschränkt.

Sämtliche Tiere unserer diesbezüglichen Versuche wurden auf den Zusammenhang zwischen Flankenumfang und -tiefe und den Maßen der Verdauungsorgane hin untersucht. Das Ergebnis war, daß Beziehungen nicht bestehen. Wäre es trotzdem zu solchen gekommen, so sind sie letztlich für die phänotypische Beurteilung belanglos, da, wie gezeigt, sich Zusammenhänge zwischen Darmlänge und -volumina zur Futterverwertung ebenfalls nicht ergaben. Auf Grund einer Tierbeurteilung auf die Futterverwertung des Schweines zu schließen, pathologische Veränderungen ausgenommen, muß nach dem Stand unseres heutigen Wissens am *Einzeltier* als unwahrscheinlich angenommen werden.

4. Zusammenfassung

Einleitend wird auf eine bereits veröffentlichte Versuchsserie hingewiesen, in der festgestellt wurde, daß eine mechanisch formende Wirkung des Futters auf den Verdauungstraktus des Schweines besteht. Daraus ergibt sich für die vorliegende Arbeit die Fragestellung, ob die künstlich erzeugte Volumenvergrößerung der Därme in einer Vormast (Läuferung) eine höhere Futteraufnahme und bessere Futerverwertung in der Ausmast zur Folge hat.

Die Ergebnisse lassen sich in nachsehende Punkte zusammenfassen:

1. Es standen 16 Schweine in einem Einzelfütterungsversuch, welche laut Tabelle 1 in 3 Fütterungsabteilungen aufgeteilt waren (Abt. 1: Getreideschnellmast, Abt. 2: Kartoffelschnellmast, Abt. 3: Kleiemast mit geringem Kraftfutter- und Kartoffelanteil). Diese Fütterungsarten wurden bis 70 kg Gewicht beibehalten. Zu diesem Zeitpunkt wurden Durchschnittstiere jeder Abteilung entnommen, an denen nach der Schlachtung Messungen am Verdauungstraktus erfolgten.
2. In Tabelle 2 sind diese Meßergebnisse wiedergegeben, welche besagen, daß die Tiere der Abteilung 3 deutlich schwerere Dünn- und Dickdärme und höhere Dickdarmvolumina befaßen als die Vergleichsabteilungen 1 und 2. Die Darmlängen unterschieden sich nicht.
3. Über 70 kg Gewicht wurden die verbleibenden Tiere aller Abteilungen auf einheitliche Kartoffelausmast gesetzt und mit 130 kg geschlachtet. Umfangreichere Verdauungsorgane der Tiere in Abteilung 3 konnten nun nicht mehr nachgewiesen werden, so daß dieser Vorgang der „Darmweitung" nach Tabelle 2 als reversibel zu werten ist und auf die Anpassungsfähigkeit und Modifizierbarkeit des Verdauungstraktus an das Futter zurückgeführt werden muß.

4. Aus diesem Grunde erfolgte eine Mehraufnahme an Futter der Abteilung 3 in der Ausmast nicht. Eine bessere Futterverwertung fand ebenfalls nicht statt. Damit wird die Bedeutung der „Läuferung" der Schweine in der Wirtschaftsmast eingeschränkt.
5. Beziehungen zwischen phänotypischer Beurteilung (Flankentiefe und -umfang) und Größe der Verdauungsorgane oder Futterverwertung bestehen nicht.

Literaturverzeichnis

[1] STAHL, W., Das Futteraufnahmevermögen als Zuchtziel im Zusammenhang mit Volumen- und Ballastgehalt im Futter. Ztschr. Tierz., 5. Jahrg., H. 7, 1951, S. 296—299.
[2] WUSSOW, W. und WENIGER, J. H., Die Ausbildung des Magen- und Darmkanals beim Schwein unter dem Einfluß verschiedenartiger Ernährung und die Beziehungen zur Futterverwertung. Arch. f. Tierern., Beih. 4 (Festschrift Mangold), 1954, S. 151—181.

Eingegangen am 20. 4. 56

Anmerkung bei der Korrektur

Während des Druckes dieser Arbeit erschien eine Veröffentlichung von P. HORST *) mit ähnlicher Problemstellung. Obwohl dieser Verfasser, im Gegensatz zu uns, jeglichen Einfluß des Futters auf die Volumenverhältnisse des Verdauungstraktus ablehnt, bestätigt er andererseits unsere bereits getroffenen Feststellungen [2]. Er fand ebenfalls, daß die Fütterungsart auf die Längenausbildung des Verdauungskanals keinen Einfluß hat, und daß der Futterverzehr nicht durch das Volumen des Darmes beeinflußt wird. Leider enthält diese interessante Arbeit über Futteraufwand und Masterfolg keine Angaben, welche zur Wahrung der praktischen Belange den Beweis für die Unabhängigkeit der Futterverwertung von dem Volumen der Verdauungsorgane hätten erbringen können.

*) HORST, P.: Untersuchungen über Länge und Volumen des Schweinedarmes und die Möglichkeit ihrer Beeinflussung durch die Fütterung. Zeitschr. f. Tierern. u. Futtermittelk. Bd.. 11, 1956, H. 2, S. 88—108

Aus dem Oskar-Kellner-Institut für Tierernährung, Leipzig-Möckern
(Direktor: Prof. Dr. K. NEHRING, Rostock)

PAUL FUCHS

Relative oder absolute Futterwertmessung?

In dem zum 60. Geburtstag von Prof. Dr. E. CRASEMANN, Zürich, erschienenen Sonderheft der Schweizerischen Landwirtschaftlichen Monatshefte, Januar 1956, hat M. KLEIBER, Davis, California, USA, gegen die vom Verf. 1950 vorgeschlagene Einführung der *Kellner-Einheit,* KE, als *absolute* Maßeinheit für die Futterwertmessung [1, 2, 3] Stellung genommen und sie als rückschrittlich bezeichnet. – Wenn KLEIBER eingangs seiner Ausführungen schreibt, die KE sei als 2360 oder 2500 kcal „Nettoenergie bei der Fettmast" definiert, so muß dazu sowie gleichzeitig zur Beseitigung anscheinend auch anderwärts über das Wesen der KE verbreiteter Unklarheiten bemerkt werden, daß diese Ansicht unzutreffend ist. Sie würde ja bedeuten, daß die KE bei anderen Produktionsrichtungen als der Fettproduktion eine andere Größe besäße (für die *Erhaltung* des Rindes z. B. 3004 bzw. 3182 kcal). Gerade das aber wird infolge der Definition der KE als *absolute,* d. h. hier in ihrer Größe *völlig unveränderliche* rein energetische Maßeinheit ausgeschlossen. Die KE dient ganz allgemein zur zahlenmäßigen Darstellung einer tierischen Produktion, gleichgültig von welcher Tierart sie herrührt und welcher Art sie selbst ist (Fett-, Erhaltungs-, Milch-, Arbeitsenergie usw.) u. zw. in ihrer *wirklichen Größe* (vgl. näheres weiter unten). Die *Fett*produktion spielt nur insofern eine besondere Rolle, als durch sie die Möglichkeit für die genaue Messung des *Futterwertes* gegeben wird. In allen Fällen der eben genannten Art handelt es sich also um die *Darstellung* von Nettoenergie-Mengen mittels der KE als absoluter Maßeinheit, ohne daß diese selbst eine Nettoenergie-Menge wäre, sondern eben eine absolute Wärmemenge von 2360 (2500) kcal. Jede *Netto*energiemenge wird demnach bei der absoluten Messung der Produktion oder des Futterwertes durch ihr *absolutes* Wärmeäquivalent ausgedrückt (1 kcal Nettoenergie = 1 $kcal_{absol.}$), entsprechend wie auch z. B. eine *elektrische* Energiemenge durch ihr *Wärme*äquivalent ausgedrückt werden kann (4184 Joule = 1 kcal, desgl. eine *mechanische Arbeits*menge: 427 Meterkilogramm = 1 kcal usw.). 1 KE ist also nicht = 2,36 „Therms" und erst recht nicht = 2360 „NK_F" sondern = 2360 $kcal_{absol.}$.

Nur über die endgültig anzunehmende Größe der KE, ob 2360 oder 2500 kcal, wäre noch eine Entscheidung zu treffen. Maßangaben in KE, die sich auf tierische *Leistungen* beziehen, *bedeuten* also immer Nettoenergie-Mengen und werden in einer bestimmten Form, Beispiel: 10,89 KE, geschrieben. – Wegen des absoluten Charakters der Maßeinheit können mit ihr für *Vergleichs*zwecke aber auch andere in Betracht kommende Energiemengen im gleichen Maßstabe (aber nicht von gleicher Bedeutung) dargestellt werden, beispielsweise Bruttoenergie, umsetzbare Energie, thermische Energie, Energiegehalt der verdaulichen organischen Substanz u. ähnl. Zur unterscheidenden Kennzeichnung solcher Energiebeträge gegenüber Nettoenergiemengen ist dann aber ein besonderes Zeichen für die Maßeinheit anzuwenden, als welches sich (KE) empfiehlt.

Vom Standpunkt: Futterbewertung = Futtervergleichung aus befürwortet KLEIBER nun zur Bestimmung des Futterwertes aus der Futter*wirkung* die Anwendung eines Vergleichs- oder Standardfutters (wie Stärke, Gerste, Glukose-Casein-Gemisch). – Aus der mit einem solchen *relativen* Verfahren bestimmten Maßzahl ist aber nicht der *tatsächliche* (kalorische) Wert eines Futtermittels für die Produktion (der absolute Futterwert) erkennbar, der für die verschiedenen Tierarten *verschieden* groß ist, u. zw. nach Respirationsversuchen von G. FINGERLING*) derart, daß *kein allgemeingültiges Umrechnungsverhältnis* bzgl. des Produktionswertes der Futtermittel von einer Tierart auf die andere (Ochse/Schwein) besteht [1], S. 209–212, worauf weiter unten noch näher eingegangen wird. – Für die Aufstellung von Futterwert-Tabellen genügt die Kenntnis der Futterwerte für *eine* Produktionsart, bei welcher die Messung sich einwandfrei durchführen läßt, und wie sie in der *Fett*produktion zur Verfügung steht. Die notwendige Differenzierung für die einzelnen Tierarten wird ohne weiteres durch die *absolute* Wertmessung mit Hilfe der Kellner-Einheit ermöglicht. (Wie zu KLEIBERS Ausführungen über physikalische Maßeinheiten noch besonders bemerkt sei, wird der Begriff „absolut" hier wie auch oben natürlich nicht im streng erkenntnistheoretischen Sinne verstanden).

KLEIBER erklärt nun, daß „die *Futtermittelbewertung nach Stärkeeinheiten* den physikalischen Messungen in CGS-Einheiten (Centimeter, Gramm, Sekunden) besser gleicht als die Futtermittelbewertung nach Nettokalorien", und zieht zur Begründung die Verhältnisse bei der Messung einer *Kraft* an verschiedenen Stellen der Erdoberfläche heran. Dieser Vergleich zwischen der Messung einer Kraft und der Messung einer tierischen Produktion ist jedoch nicht in der notwendigen Strenge durchgeführt worden: Eine genau definierte, direkt meßbare *Quantität* („ein und dieselbe Kraft", d. h. eine an jedem Punkte der Erdoberfläche gleich große Kraft) wird hier nämlich mit einer stofflichen, unvollständig definierte chemische Umwandlungen durchmachenden *Qualität* („ein und dasselbe Futtermittel") verglichen, was nicht statthaft ist. – Exakte Darstellung besagt im Gegensatz zu derjenigen von KLEIBER folgendes:

I. *Ein und dieselbe* Kraft wird, wenn sie mit der vom Ort der Erdoberfläche abhängigen. d. h. *relativen* Maßeinheit „1 Gramm Gewicht" (Technisches Maßsystem) gemessen wird, je nach dem Standort durch zahlenmäßig *verschiedene* Gewichtsangaben dargestellt, z. B. durch 1029,1 g am Ort A und durch 1028,4 g am Ort B. Es handelt sich hier um relative Messung.

Genau so wird *ein und dieselbe* tierische Produktion, z. B. die stets gleiche Quantität 273 g Fett, wenn sie mit der von der Tierart abhängigen, also *relativen* Maßeinheit „1 kg Stärkewert" gemessen wird, je nach der Tierart durch zahlenmäßig *verschiedene* Stärkewert-Angaben ausgedrückt, z. B. durch 1,100 kg St.-W. für das Rind, durch 0,759 kg St.-W. für das Schwein, durch 0,701 kg St.-W. für den Hund usw. Die Messung einer tierischen Produktion und damit die *„Futter-*

*) Ausführliche Literaturnachweise hierzu siehe [2], S. 194

mittelbewertung nach Stärkeeinheiten" gleicht also der Messung im *technischen* Maßsystem, nicht aber im wissenschaftlichen CGS-System.

II. Mißt man dagegen die oben erwähnte Kraft mittels der *absoluten* Maßeinheit für die Kraft, „1 dyn" (CGS-System), so wird sie, gänzlich unabhängig vom Ort der Messung in ihrer wirklichen, überall gleichen Größe gefunden, nämlich etwa zu $1{,}05 \times 10^6$ dyn.

Ganz entsprechend ergibt die Messung mit der *absoluten* Maßeinheit „1 KE" (Kellnereinheit) für die obige Produktion von 273 g Fett unabhängig von der sie hervorbringenden Tierart die wirkliche, *ein und dieselbe* Größe, nämlich 1,100 KE. Die *Messung mit der KE* gleicht also einer *absoluten* Messung im wissenschaftlichen CGS-System.

Aus diesen Darlegungen geht hervor, daß nur rationelle, d. h. mit absoluten Maßeinheiten durchgeführte Messungen ein Bild der *Wirklichkeit* geben, auf die es auch bei der *Futterwert-Messung* (Futterbewertung) ankommt (vgl. weiter unten). Diese Wirklichkeit besteht im vorliegenden Falle darin, daß die gleiche Fettmenge von 273 g vom Rind aus 1,100 kg Stärke, vom Schwein aus 0,759 kg und vom Hund aus 0,701 kg erzeugt wird, daß also der *Wert eines Futtermittels* für jede Tierart ein anderer ist. – Soll daher der wirkliche Futterwert an der Futterwirkung (hier speziell der Fettproduktion) gemessen werden, so muß das für jede Tierart *gesondert* und mit Hilfe einer absoluten Maßeinheit geschehen. Auf diese Weise erhält man beispielsweise für den Futterwert von 1 kg Stärke für

Rind	Schwein	Kaninchen	Huhn	Hund
2360	3411	2593	2394	3705 kcal

oder, in der zweckmäßigeren KE ausgedrückt, die übersichtlicheren Werte

1,00	1,45	1,10	1,01	1,57 KE,

wo nun die wirklichen Futterwert-Verhältnisse (d. h. die *verschiedene* Größe der Produktion, welche jede Tierart aus 1 kg Stärke erzeugt) klar zum Ausdruck kommen. Nach der relativen Bewertung würde die Futterwert-Angabe für alle Tierarten gleichmäßig „1 kg Stärkewert" lauten, und über die wahre, theoretisch wie praktisch wichtige Produktions*höhe* nichts zu erkennen sein. Die absolute Futterwertmessung führt daher direkt zu genaueren Einblicken in das quantitative Geschehen im Tierkörper als die Futterbewertung nach kg Stärkewert u. ähnl.

Weiterhin äußert KLEIBER die Ansicht, daß die unterschiedliche Produktionsfähigkeit der einzelnen Tierarten aus gleichem Futter für die Futtermittelbewertung *keine Bedeutung* hätte. Zum Beweise dessen führt er die Berechnung von „Ersatzäquivalenten" für Mais und Gerste bei Ochsen- und Schweinemast durch. (Die Stärkewerte von Mais und Gerste werden zwar durch etwas veraltete Zahlen wiedergegeben, die aber der Einfachheit halber trotz der neueren Bestimmungen von FINGERLING [vgl. [5] S. 192] beibehalten werden sollen). KLEIBER schreibt: „Nach KELLNER formulieren wir: 100 kg Mais haben 81,5 kg Stärkewert, 100 kg Gerste 72,0, also ersetzt 1 kg Mais 1,13 kg Gerste. Nach FUCHS würden wir setzen: Bei der Ochsenmast entspricht 1 kg Mais 0,815 KE, 1 kg Gerste 0,72 KE, somit ersetzt für den Mastochsen 1 kg Mais 0,815/0,72 =

1,13 kg Gerste." (Die Größen 0,815 KE/1 kg Mais bzw. 0,73 KE/1 kg Gerste sind die „spezif. Futterwerte" dieser Futtermittel [1] S. 203, [3] S. 188). Bis hierher ist KLEIBERS Rechnung richtig, sie wird aber falsch, wenn er nunmehr fortfährt: „In der Schweinemast ist die Nettoenergie größer, nämlich 1,45 KE für 1 kg Stärke. Folglich enthält 1 kg Mais 1,45×0,815=1,182 KE und 1 kg Gerste 1,45×0,72=1,045 KE. Danach ersetzt beim Mastschwein 1 kg Mais 1,182/1,045 oder 1,13 kg Gerste. Der Faktor 1,45 erscheint im Zähler und im Nenner und fällt somit aus der Rechnung." Diese Rechnung ist aber durchaus unrichtig, weil der *Faktor 1,45* für die Umrechnung des Produktionswertes von Futtermitteln bei der Ochsenmast auf den Wert bei der Schweinemast zunächst für *Stärke* gilt, *keineswegs aber allgemeingültig ist,* wie aus FINGERLINGS Respirationsversuchen an Ochsen und Schweinen mit einer ganzen Reihe von Futtermitteln, nämlich Gerste, Hafer, Mais, Mohrrüben, Zuckerrüben, Trockenschnitzeln, Runkelrüben und Topinamburknollen hervorgeht *) [1, 4]. Danach tritt für Mais an Stelle von 1,45 der Faktor *1,366* und für Gerste *1,507*. Für die übrigen genannten Futtermittel ergeben sich Faktoren von 1,029 (Topinambur) bis 1,972 (Zuckerrüben)! Diese Zahlen geben also an, wievielmal so groß der Fett-Produktionswert der betr. Futtermittel beim Schwein *wirklich* ist gegenüber demjenigen beim Rind. Die Größe der Abweichungen dieser Faktoren von dem für Stärke geltenden Wert 1,45 verbietet natürlich die Anwendung des letzteren für Berechnungen von Ersatzäquivalenten in den vorliegenden Fällen.

Mit den hier wirklich geltenden Umrechnungsfaktoren ergibt sich nun das folgende wahre Bild: Für die Schweinemast hat der Mais den spezif. Futterwert 1,366×0,815 KE=1,114 KE/1 kg, die Gerste den spezif. Futterwert 1,507×0,72 KE=1,085 KE/1 kg. Daher ersetzt für die Schweinemast 1 kg Mais nur 1,114/1,085 = 1,026 kg Gerste, nicht aber 1,13 kg wie KLEIBERs Rechnung ergibt. Die Differenz beträgt 104 g Gerste, d. h. mehr als 10% des richtigen Wertes! – Berechnet man in entsprechender Weise das Ersatzäquivalent von Topinambur (spezif. Futterwert/Ochse = 0,671) für Zuckerrüben (spezif. Futterwert/Ochse = 0,554), so ergibt sich mit den obengenannten, nach FINGERLING wie erwähnt *experimentell* gesicherten Umrechnungsfaktoren für die Schweinemast: Bei Topinambur der spezif. Futterwert 1,029×0,671=0,690 KE/1 kg, für Zuckerrüben der spezif. Futterwert 1,972 × 0,554 = 1,093 KE/1 kg. Daher ersetzt für die Schweinemast 1 kg Topinambur 0,690/1,093 = 0,632 kg Zuckerrüben. – Die unzulässige Rechnung mit dem für *Stärke* geltenden Umrechnungsfaktor 1,45 würde ergeben: für Topinambur den spezif. Futterwert 1,45×0,671 = 0,973 KE/1 kg und für Zuckerrüben 1,45×0,554=0,803 KE/1 kg. Hiernach würde 1 kg Topinambur 0,973/0,803 = *1,211 kg* Zuckerrüben ersetzen, fast das *Doppelte* der aus exakter Berechnung folgenden Menge! – Den letzten Zahlenwert (1,211) erhält man auch direkt aus den beim *Ochsen* geltenden spezif. Futterwerten (0,671 für Topinambur und 0,554 für Zuckerrüben): 0,671/0,554 = 1,211; das besagt nichts anderes, als daß das Ersatzäquivalent *1,211 kg Zuckerrüben je 1 kg Topinambur* nicht für die Schweinemast, sondern für die *Ochsenmast* gilt! Schematische Anwendung der Stärkewertrechnung kann, wie auch hieraus hervorgeht, schwere Irrtümer zur Folge haben.

Diese Beispiele, die sich mit den übrigen obengenannten noch vermehren lassen und deren Reihe durch die Ergebnisse künftiger vergleichender Respirationsversuche mit Schweinen und Ochsen noch weiter verlängert werden wird, bedeuten nicht nur die Haltlosigkeit der erwähnten Ansicht, das unterschiedliche Produktionsvermögen der einzelnen Tierarten aus gleichem Futter hätte für die Futtermittel-Bewertung keine Bedeutung, oder „Die Stärkewertskala wird dadurch nicht geändert, daß ... das Schaf aus der gleichen Menge Stärke 20% mehr Körperfett bildet als KELLNERS Ochsen", sondern sie beweisen vor allem das völlige Versagen der Stärkewertrechnung in Fällen wie den genannten. Sie bestätigen damit (neben bereits früher erbrachten [2, 3] anderen Beispielen für das Versagen der Stärkewertrechnung), daß die absolute Futterwertmessung mit der KE die *notwendige Weiterentwicklung* der bisherigen relativen Futterbewertung und daher keineswegs als Rückschritt sondern als ein Schritt *vorwärts*, weg von der Stärkewertrechnung zu betrachten ist.

Wie K. NEHRING mehrfach in überzeugender Weise nachgewiesen hat, bedeutet die Erkenntnis, daß bei dem heutigen Stand der Forschung für exakte wissenschaftliche Futterwertmessung (ungeachtet noch in der Ferne liegender Ziele) die *Nettoenergie* den Erfordernissen am besten gerecht zu werden vermag, und daß die Messung derselben, als des unmittelbaren Ausdrucks für die von Tieren jeder Art aus dem Futter *tatsächlich erzielte Leistung,* unbedingt mittels einer *absoluten, rein energetisch* definierten Maßeinheit geschehen muß, einen wesentlichen Fortschritt ([6], dort weitere Literaturangaben).

Zusammenfassung

Durch Anwendung der *absoluten* Futterwertrechnung auf den praktischen Fall der Futterersatz-Berechnung und durch begriffliche Klarstellungen in allgemeiner Hinsicht wird, entgegen einigen kritischen Einwänden, die Begründung dafür gegeben, daß die absolute Futterwertmessung mit der *Kellner-Einheit, KE,* gegenüber der bisherigen Futterbewertung eine notwendige Weiterentwicklung bedeutet.

Literaturverzeichnis

[1] FUCHS, P.: Rationelle Grundlagen für die Futterwertmessung und Futtermengenberechnung. Archiv für Tierernährung *1,* 193—224 (1950).

[2] FUCHS, P.: Absolute Futterwertmessung und Futtermengenberechnung nach Kellner-Einheiten, Festschrift anläßlich des 100jährigen Bestehens der Landwirtschaftl. Versuchsstation Leipzig-Möckern, Band II, S. 165—194 (1953).

[3] FUCHS, P.: Prinzipien der absoluten Futterwertmessung. Archiv für Tierernährung, Festschrift Scheunert, 182—194 (1954).

[4] NEHRING. K.: Die Bewertung der Futtermittel. Archiv für Tierernährung *1,* 177—187 (1950).

[5] NEHRING, K..: Lehrbuch der Tierernährung und Futtermittelkunde 5. Auflage, 191—193 (1955).

[6] NEHRING, K.: Bewertung der Futtermittel und die Futternormen in den verschiedenen Ländern. Wissenschaftliche Tagung über Probleme der Steigerung der tierischen Produktion, 21.—23. Febr. 1955 in Berlin, Vorträge und Diskussion; herausgegeben von der Deutschen Akademie der Landwirtschaftswissenschaften zu Berlin 1955, 138—158.

Eingegangen am 3. 5. 56

Gesellschaft für Ernährungsphysiologie der Haustiere

(Vorsitzender Prof. Dr. Dr. W. LENKEIT, Göttingen)

Richtlinien zur Durchführung und Auswertung von praktischen Fütterungsversuchen an Haustieren

Der praktische Fütterungsversuch an Haustieren ist eine unentbehrliche Versuchsform zur Erfassung der Wirkung von Futtermitteln unter Mitbestimmung des Einflusses der Haltungsart und der Fütterungstechnik.

Es ist für Zwecke des Vergleiches und der Gutachtenerstattung notwendig, die Versuchstechnik der jeweiligen Fragestellung anzupassen und gewisse Mindestbedingungen einzuhalten, die einen wissenschaftlich vertretbaren Aussagewert zulassen.

1. Technische Voraussetzungen für die Durchführung eines praktischen Fütterungsversuches

a) Versuchsansteller:

Der Versuchsansteller muß auf dem Gebiete der Tierernährung über eine besondere Facherfahrung verfügen, die durch eine Spezialausbildung erworben wurde.

Der Versuchsansteller muß den praktischen Fütterungsversuch an Ort und Stelle unmittelbar überwachen, bei allen Gewichtsbestimmungen, Futtereinwaagen und Fütterungen selbst zugegen sein oder sich durch eine Fachkraft gleicher Ausbildung vertreten lassen. Selbständiges Eingreifen von Pflegepersonal in den Versuch ist auszuschalten.

b) Versuchsanstalt:

Der Versuchsansteller muß in seiner Anstalt über die technischen Voraussetzungen für den praktischen Fütterungsversuch verfügen, die im Handbuch der Landwirtschaftlichen Versuchs- und Untersuchungsmethodik, Bd. 13 „Die Technik des Tierversuches" – Neumann-Verlag, Radebeul und Berlin, 1953 – angeführt sind.

Geeignete Versuchsanstalten sind: Hochschul-Institute, Forschungsanstalten, Versuchsstationen u. a. geeignete landwirtschaftliche Lehrbetriebe, die über obige personelle und technische Voraussetzungen zur Durchführung praktischer Fütterungsversuche verfügen.

c) Futtermittelanalyse:

Die zu prüfenden Futtermittel und das gesamte übrige Versuchsfutter ist auf wertbestimmende Bestandteile chemisch zu analysieren.

Als wertbestimmende Bestandteile gelten: Rohprotein, Rohfett, Rohfaser und Rohasche; weiterhin andere Stoffe, z. B. Mineralstoffe, Vitamine, die Träger der zu untersuchenden und zu begutachtenden Wirkung sind.

Ein für die Fütterung zu prüfendes Präparat ist neben einer chemischen Gesamtanalyse auch einer biologischen Wirkstoffbestimmung zu unterziehen, wenn die Wirkstoffe chemisch nicht quantitativ zu bestimmen sind.

Die chemische Analyse der Futtermittel ist nach den Vorschriften des „Handbuches der Landw. Versuchs- und Untersuchungsmethodik", Bd. 3 – Neumann-Verlag, Radebeul und Berlin, 1951 – durchzuführen.

Soweit die Futtermittelration nicht für die gesamte Versuchsdauer auf einmal abgewogen werden kann, ist von den Futtermitteln laufend die Trockensubstanz zu bestimmen und die Gesamtanalyse in einer Sammelprobe vorzunehmen.

d) Tiermaterial:

Für den praktischen Fütterungsversuch sind Tiere gleicher Rasse, gleichen Alters und Geschlechtes und annähernd gleichen Körpergewichtes zu verwenden. Auf gleichen Ernährungszustand und Typ ist zu achten. Die Tiere müssen nach tierärztlichem Ermessen gesund sein.

Das einzelne Versuchstier ist unveränderlich zu kennzeichnen. Versuche mit wachsenden Tieren bis zur Geschlechtsreife sollen möglichst nur aus *einer* Zucht stammen. Die Fütterung der Muttertiere während der Trächtigkeit und der von diesen geborenen Jungtiere von der Geburt ab, sollte bekannt sein.

Die Versuchstiere werden nach Gewicht auf Versuchsgruppen so gleichmäßig verteilt, daß für jede Versuchsgruppe das Durchschnittsgewicht zu Versuchsbeginn gleich ist (arithmetisches Mittel) und die Differenz der Streuung der Einzelgewichte zwischen den Versuchsgruppen den niedrigsten Wert annimmt.

Im einzelnen ist zu fordern:

Milchkühe:

Mindestzahl pro Versuchsgruppe: 8
Mindestalter zu Versuchsbeginn: 3. Laktation
Der Verlauf der 1. und 2. Laktation muß bekannt sein.

Rinder: (Fleisch und Fettmast)

Mindestzahl pro Versuchsgruppe: 8

Schafe:

Mindestzahl pro Versuchsgruppe: 8

Kälber:

Mindestzahl in Einzelfütterung pro Versuchsgruppe: 6
Höchstalter: 7–10 Tage
Altersdifferenz: maximal 5 Tage

Mastschweine:

Mindestzahl pro Versuchsgruppe: 6
Mindestalter: Das Geburtsdatum für Ferkel einer Versuchsgruppe soll nicht mehr als 3 Tage auseinander liegen. Die Fütterung der Muttertiere während der Trächtigkeit und Säugezeit sowie die Beifütterung und Entwicklung der Jungtiere ist für Schweinemastversuche besonders zu erfassen. Nur Ferkel mit ausgeglichener Entwicklung sind für Mastversuche zu verwenden.
Mindestgewicht zu Versuchsbeginn: Schnellmast 20 kg, Wirtschaftsmast 50 kg, unter Versuchsbedingungen vorher läufern.

Kücken: (Aufzucht)

Mindestzahl pro Versuchsgruppe: 30
Mindestalter: nur Tiere gleichen Schlupfdatums (möglichst Eintagsküken).
Getrennte Bewertung der Geschlechter.

Hühner (Legeleistung)

Mindestzahl pro Versuchsgruppe: 60
Mindestalter zu Versuchsbeginn: 5 Monate, Versuchsbeginn 1. Oktober.

e) Fütterungstechnik und Versuchsdauer:

Bei jedem praktischen Fütterungsversuch ist neben der mit dem zu prüfenden Futtermittel zu fütternden Versuchsgruppe eine Vergleichsgruppe (Normalgruppe) zu führen, die mit einer Ration zu füttern ist, die den Bedarfsnormen entspricht. Als zusätzliche Vergleichsfütterung kann auch eine landesübliche Fütterung herangezogen werden.

Bei Prüfung von Wirkstoffpräparaten (z. B. Vitaminträger) ist jeweils nur ein Faktor im praktischen Fütterungsversuch zu überprüfen. Neben der Normalgruppe ist eine Vergleichsgruppe zu führen, die das Präparat (den Trägerstoff) ohne den Wirkstoff in äquivalenter Menge enthält.

Sollen mehrere Wirkstoffkomponenten geprüft werden, so ist die Versuchsanlage so zu wählen, daß mit Hilfe der statistischen Auswertung die Wechselwirkungen zwischen den Wirkstoffen erfaßt werden können.

Die Zahl der Mahlzeiten und die Fütterungszeiten müssen bei allen zu vergleichenden Versuchsgruppen übereinstimmend eingehalten werden. Auch die sonstigen Haltungsverhältnisse sollen gleich sein; Einzelfütterung ist wo möglich anzustreben. Während des Versuches dürfen keine Futtermittel der Ration ausgetauscht werden.

Es ist anzustreben, die Verdaulichkeit der einzelnen Futtermittel in Verdaulichkeitsversuchen gesondert zu bestimmen.

Im einzelnen gilt folgende *Versuchsdauer:*

Milchkuh:

Vorperiode: 1–2 Monate
Hauptperiode: mindestens 2 Monate

Rind, Kalb, Schwein und Schaf: (Mastversuche)

bis zur Schlachtreife fortführen, auch diejenigen Gruppen, die in der Entwicklung zurückbleiben.

Küken:

mindestens 8 Wochen

Junggeflügel:

mindestens 12 Wochen

Legehühner:

mindestens 9 Monate (Beginn 1. Oktober)

f) Zahl der Wägungen:

Grundsätzlich ist beim praktischen Fütterungsversuch das Einzeltier zu Versuchsbeginn und Versuchsende morgens nüchtern an 3 aufeinanderfolgenden Tagen zu wiegen. Das Anfangs- bzw. Endgewicht ist das arithmetische Mittel dieser Wägungen.

Bei Mast- oder Wachstumsversuchen soll möglichst wöchentlich an zwei aufeinander folgenden Tagen das Einzeltier gewogen werden. Bei Geflügel ist eine 2wöchige (Küken) bzw. 4wöchige (Hühner) Gruppenwägung statthaft, wobei zur mathematisch-biologischen Auswertung mehrere Untergruppen erforderlich sind.

g) Erfassung der Leistung:

Die Mastleistung wird durch den Gewichtszuwachs auf Grund der Wägungen erfaßt. Es wird empfohlen, das Ausschlachtungsergebnis mit in den Versuch einzubeziehen.

Die Milchleistung ist in kg anzugeben und der Fettgehalt zu bestimmen. Eine analytische Bestimmung von Trockensubstanz und Eiweiß der Milch ist aus der Tagesdurchschnittsprobe vorzunehmen, wenn diese Analysendaten für das Versuchsergebnis von Bedeutung sind.

Es ist während der gesamten Versuchsdauer dasselbe Melkpersonal zu verwenden und dieselbe Melktechnik anzuwenden.

Die Legeleistung ist in Fallnestern mit 2stündiger Kontrolle festzustellen und mit Eizahl und Gewicht pro Einzeltier anzugeben.

2. *Aufstellung des Versuchsplanes und Begrenzung der Problemstellung*

Der praktische Fütterungsversuch ist nach einem vor Versuchsbeginn aufgestellten Versuchsplan durchzuführen. Dieser Versuchsplan umfaßt als wesentliche Punkte:

a) Festlegung der Art der Versuchsdurchführung (Perioden- oder Gruppenversuch) und der maximal möglichen Versuchsdauer.

b) Bereitstellung von geeigneten Versuchstieren und zuverlässigem Pflegepersonal.
c) Bereitstellung der erforderlichen Futtermittel für die gesamte Versuchsdauer.

Dem Gruppenversuch ist grundsätzlich der Vorzug zu geben.

Der praktische Fütterungsversuch erlaubt lediglich die Erfassung des Gewichtszuwachses, der Milch- und Milchfettleistung, der Legeleistung, der Fortpflanzungsleistung, der Bekömmlichkeit und der Lebensdauer der Tiere in Abhängigkeit von der Fütterung und den Haltungsbedingungen, sowie die Feststellung des Futterverbrauches für die gemessenen Leistungen bei quantitativer Fütterungstechnik.

Kostenberechnungen sind für alle Versuchsgruppen durchzuführen.

Der Versuch ist stets auf die Erfassung eines Einzelfaktors abzustimmen. Sollen mehrere Faktoren geprüft werden, so ist die Zahl der Versuchsgruppen entsprechend zu vermehren.

Der Einfluß eines Einzelfaktors mit spezifischem Wirkstoffcharakter ist im praktischen Fütterungsversuch erfaßbar, jedoch nur mit geringem Aussagewert. Als Vergleichsfütterung muß in diesem Falle eine Versuchsgruppe mit vollwertiger Ernährung (nach bekannten Fütterungsnormen) herangezogen werden. Es erscheint in allen Fällen der Überprüfung von Mischpräparaten mit mehreren Faktoren notwendig, den praktischen Fütterungsversuch durch Verdauungsversuche u. a. zu ergänzen.

Die Versuchsdauer für Mineralstoffpräparate beträgt bei langlebigen Tieren mindestens ein Jahr.

Die rechtzeitige Begrenzung und eine ernährungsphysiologisch einwandfreie Formulierung der Problemstellung ermöglicht eine klare Versuchsaussage.

3. *Art der Auswertung des Versuches*

Die Auswertung eines praktischen Fütterungsversuches kann nur auf den Ergebnissen basieren, die zahlenmäßig durch den Fütterungsversuch erfaßbar sind. In das Versuchsergebnis könnnen keine Maßstäbe (wie Stärkewert, Verdaulichkeit, Fleischbildung u. a.) aufgenommen werden, wenn nicht gleichzeitig durch Nebenversuche (z. B. Verdaulichkeitsversuche, N-Bilanz u. a.) entsprechende Bezugsgrößen vorliegen.

Werden bei der Gutachtenerteilung Maßstäbe wie Stärkewert bzw. -Einheit, verdauliches Rohprotein u. a. verwandt, die nicht durch Nebenversuche geprüft wurden, so ist ausdrücklich anzugeben, daß es sich um Tabellenwerte handelt.

Der Zusammenhang zwischen Fütterung und Leistung ist möglichst biologisch-statistisch zu behandeln.

Der Vergleich von Versuchen verschiedener Versuchsansteller ist nur möglich, wenn die gleiche Anlage der Versuchsanstellung gegeben ist, das betrifft insbesondere die Umweltbedingungen, Zahl der Mahlzeiten und Ernährungszustand der Tiere vor Versuchsbeginn.

Insbesondere für Gutachtenerteilung sollten folgende Werte und Angaben im Versuchsbericht aufgenommen werden:

1. Fragestellung und Versuchsplan.
2. Technische Durchführung des Versuches.
   a) Tiermaterial und Fütterungstechnik.
   b) Futtermittel mit Analyse.
   c) Umweltbedingungen.
3. Vollständige Versuchsdaten (Maße, Gewichte und Leistung) auf die sich das Urteil stützt, oder Angabe der Stelle, an der in das Versuchsprotokoll eingesehen werden kann.
4. Biologisch-statistische Auswertung der Versuchsergebnisse zu 3.
5. Getrennt von den Punkten 1–4 die gutachtliche Ansicht des Versuchsanstellers über das Versuchsergebnis.

Die Gesellschaft für Ernährungsphysiologie der Haustiere wird bemüht bleiben, Einzelheiten über die Durchführung von praktischen Fütterungsversuchen von Zeit zu Zeit bekannt zu geben und insbesondere Normen für die Fütterung der Versuchstiere in der Vergleichsgruppe zu erarbeiten.

Eingegangen am 21. 4. 56

Gesellschaft für Ernährungsphysiologie der Haustiere

6. Tagung in Gießen, am 24. und 25. April 1956

(Vorsitz: Prof. Dr. Dr. W. LENKEIT-Göttingen und Prof. Dr. SCHARRER-Gießen)

Eiweiß und Vitamine im Stoffwechsel und in der Fütterung der Haustiere

1. WITT/Mariensee

Notwendige und zulässige Eiweißgaben an Milchvieh

Bei der Überprüfung der Frage nach der „notwendigen" und der „zulässigen" Eiweißgabe für Milchvieh ergibt sich zunächst, daß ein unzureichender Eiweißgehalt des Futters einen sofortigen Rückgang des Fettgehaltes der Milch und der Milchmenge zur Folge hat und daß sich dann nach längerer Zeit schwere gesundheitliche Schädigungen bemerkbar machen. Eiweiß ist wohl als der wichtigste, leistungsbegrenzende Faktor anzusehen.

Um über die Höhe der „zulässigen" Eiweißgabe ein Urteil abgeben zu können, sollte man zwischen „Leistungsgefährdung" und „Eiweißgefährdung" unterscheiden. Überhöhte Milchleistungen gefährden die Gesundheit, aber die Norm selbst hoch überschreitende Eiweißgaben nicht. Es gibt ein Eiweiß*minimum*, unter den in der Praxis gegebenen Fütterungsbedingungen jedoch kein Eiweiß*maximum*. Das Tier kann seine N-Bilanz oberhalb des Eiweißminimums auch bei hohen Eiweißgaben auf N-Gleichgewicht ohne Beeinträchtigung der Gesundheit einstellen (MANGOLD). Die Eiweißnorm zu überschreiten, ist nur dann geboten, wenn die eiweißreichen StE billiger sind als die eiweißarmen, und das ist vor allem bei ganztägigem Weidegang in Betrieben mit hohem Weideanteil zu berücksichtigen. Dort Kohlenhydrate hinzuzufüttern, ist zu teuer und auch unnötig, um das verhältnismäßig enge Nährstoffverhältnis des Weidefutters zu weiten, weil dies wirklich keine Erkrankung der Kühe verursacht.

Aus einem Vergleich der aus verschiedenen Ländern des Westens gegebenen Normen für das Milchvieh und aus Versuchen des Instituts ergibt sich, daß die von Prof. KIRSCH erarbeiteten und in den DLG-Tabellen angegebenen Normen als richtig anzusehen sind und daß kein Anlaß vorliegt, daran in irgend einer Weise eine Änderung vorzunehmen.

Diskussion:

Zum Vortrag WITT wurde geäußert, daß eine Überschreitung des Eiweißmaximums einen physiologisch wirksamen Eingriff in den Mineralstoffwechsel, Wasserhaushalt u. a. bedeutet, der eine Belastung des Organismus darstellt. Bei Schafen wurde so nachgewiesen, daß die Hypothalamussteuerung durch hohe Eiweißgaben verändert wird; außerdem ist mit einer Wirkung auf die Mikrobenflora des Pansens zu rechnen, wobei allerdings heute der Begriff der Eiweißüberfütterung noch mit Symptomen in Verbindung gebracht wird, die auch durch andere Futterkomponenten ausgelöst werden können. Unter praktischen Fütterungsverhältnissen scheint eine permanente Eiweißüberfütterung kaum möglich.

2. RICHTER/Braunschweig-Völkenrode

Eiweißnormen in der heutigen Schweinemast

Als Grundlage für die Diskussion über den Eiweißbedarf in der Schweinemast werden zunächst die Normenangaben verschiedener in- und ausländischer Autoren (HANSSON, MORRISON, LUND, KELLNER, KIRSCH, WÖHLBIER, RICHTER und BECKER) gegenübergestellt. Es ergeben sich – umgerechnet auf gleiche Gewichtsspannen – in einigen Fällen nicht unerhebliche Abweichungen in den Angaben über die notwendige Eiweißzufuhr, wobei die Zahlen von MORRISON besonders hoch herausragen. Allen Autoren gemeinsam ist eine Erhöhung der Bedarfsnormen mit steigendem Gewicht der Schweine. Lediglich bei LUND, der seine Bedarfsangaben aus dem Eiweißansatz ableitet, liegt das Maximum etwa bei 60 kg Lebendgewicht, während in den höheren Gewichtsstufen, dem geringer werdenden Eiweißansatz folgend, die Bedarfsangaben absinken.

Im weiteren wurde versucht, die vorliegenden Normenangaben mit neueren Feststellungen über den Wachstumsverlauf bei jungen Mastschweinen zu vergleichen. Aus entsprechenden amerikanischen, englischen, dänischen und deutschen Arbeiten ergibt sich ein Verlauf des täglichen Eiweißansatzes während der Mast, der in der Richtung mit der von LUND angegebenen Eiweißablagerung übereinstimmt. Die absolute Höhe der Ansatzwerte von LUND liegt jedoch während der gesamten Mastzeit erheblich über den aus den neueren Arbeiten zu entnehmenden Angaben und sie müssen als überhöht angesehen werden.

Da die Bedarfsangaben von LUND jedoch durchaus in der Größenordnung der Angaben der meisten anderen genannten Autoren liegen und in vielfacher praktischer Anwendung weitgehend bewährt sind, muß mit einer anderen Ausnutzung des Eiweißes, als von LUND zu Grunde gelegt (65%), gerechnet werden. Entsprechende Berechnungen nach den Ansatzwerten von JESPERSEN werden vorgelegt und die Problematik dieser Frage diskutiert.

Eine grundlegende Überarbeitung der Frage des Eiweißbedarfes unter Erweiterung der vorliegenden experimentellen Basis erscheint notwendig.

Diskussion:

Zum Vortrag RICHTER wurde der Hinweis gegeben, daß die von LUND angegebenen Eiweißbedarfszahlen für Schweine keine eigenen experimentellen Ergebnisse darstellen, sondern Repetitionen anderer Autoren sind.

3. CRASEMANN/Zürich

Einige Bemerkungen zu einem Versuch, beim ausgewachsenen Schaf die energetische Ansatzwirkung einer Eiweißzulage zu bestimmen

In Anlehnung an die bekannte Untersuchung O. KELLNERs über die Ansatzwirkung von Kleberprotein beim ausgewachsenen Rind wurde versucht, repräsentativ, d. h. für die Berechnung des Nährwertes von Futtermitteln brauchbare Werte betreffend die Ansatzwirkung eines im Zustande der Überernährung verabreichten *Eiweißgemisches* am ausgewachsenen *Schaf* zu bestimmen. Das Eiweißgemisch bestand zu 70% aus Kasein und zu je 15% aus Eialbumin und Weizenkleber und wurde im Differenzversuch mit zwei Tieren, bei je einmaliger Wiederholung, einem aus Emd (Grummet) bestehenden, den Erhaltungsbedarf knapp deckenden Grundfutter zugelegt. Zur Messung der Ansatzwirkung diente ein nach dem Pettenkoferschen Prinzip gebauter Respirationsapparat (Versuchsanordnung: Grundfutterversuch – Zulageversuch – Grundfutterversuch; 8 Tage Vorperiode, 10 Tage Hauptperiode mit 6 je 24 Stunden dauernden Messungen des Gaswechsels). Im Sinne einer Ergänzung wurde mit den gleichen Tieren neben der Ansatzwirkung der Eiweißzulage auch die Ansatzwirkung einer Zulage, bestehend zu 46% aus Kartoffelstärke, zu 18% aus Erdnußöl und zu 36% aus dem geprüften Eiweißgemisch, bestimmt (*kombinierte Zulage*).

Einige Ergebnisse der durchgeführten Versuche sind nachfolgend zusammengestellt. Zum Vergleich sind die zugehörigen Werte, die O. KELLNER aus seinen Versuchen mit Klebermehl am ausgewachsenen Ochsen abgeleistet hat, angeführt.

Die auf 1 kg verdautes Rohprotein umgerechnete Ansatzwirkung der Eiweißzulage [1])

	Bruttobrennwert je kg Gesamtrohprotein kcal	Je kg verdautes Rohprotein			
		Energieinhalt kcal	Umsetzbar bei N-Gleichgewicht kcal	Nettoenergie	
				Nicht reduziert kcal	Reduziert [2]) kcal
Hammel II		5643 u. 5601	3649 u. 3925	1381 u. 2043	944 u. 1442
Hammel III		5707 u. 5670	3849 u. 4173	1204 u. 1675	694 u. 1068
Mittel	5787	5656	3899	—	—
Klebereiweiß von Kellner	5711	5711	4660	2240	

[1]) Mit Korrekturen für Verdauungsdepression, Begleitstoffe (Asche, Kohlenhydrate) der Eiweißzulage, Lebendgewichtsveränderung und Aktivitätsunterschiede der Tiere. Eine erste Mitteilung gibt für die Ansatzwirkung der geprüften Eiweißzulage Werte an, bei deren Berechnung die Wirkung der in der Zulage enthaltenen Begleitstoffe vernachlässigt wurde. Bei einer nachträglichen Überprüfung der Ergebnisse erwies sich dieses Vorgehen als nicht zulässig.

[2]) Nettoenergie in Form von Eiweißansatz, auf Nettoenergie-Fett reduziert (G. WIEGNER und F. VON GRÜNINGEN).

Die Daten der Tabelle seien durch folgende *Bemerkungen* ergänzt:

1. Es bestehen Anhaltspunkte dafür, daß die Eiweißzulage die *Methanbildung* aus dem Grundfutter um ein geringes hemmte. Andererseits scheint in unseren Versuchen, im Gegensatz zu der von O. KELLNER mit Klebermehl gemachten Beobachtung, das zugelegte Eiweiß selbst etwas Methan geliefert zu haben (je 100 g verdautes Rohprotein im Mittel 2,0 g). Außerdem berechneten wir für die durch unsere Eiweißzulage bewirkte und auf Stickstoffgleichgewicht bezogene *Mehrabgabe von Energie in den Harn* Werte, die bei einem erhöhten C/N-Quotient des Harnes eindeutig größer ausfielen, als diejenigen, die KELLNER für seine Klebereiweißzulage erhielt (je 100 kcal des verdauten Eiweißes 27 gegenüber 19 kcal). Vermutlich wurde das im Vergleich zu Klebereiweiß verschiedene, zu einer niedrigeren umsetzbaren Energie führende Verhalten unserer Eiweißzulage dadurch bedingt, daß diese zu 70% aus nativem *Kasein* bestand. Neuere Untersuchungen lassen erkennen, das natives Kasein ein Protein darstellt, das von der Mikroflora des Pansens besonders leicht angegriffen und weitgehend abgebaut wird; zum mindesten beim Wiederkäuer dürfte es daher als Referenzsubstanz kaum geeignet sein.

2. Durch unsere Eiweißzulage wurde das *Nährstoffverhältnis* des Gesamtfutters extrem verengert (von 1 : 7,7 auf 1 : 2,2; bei KELLNER von 1 : 7,5 auf 1 : 3,3 bis 1 : 4,1). Diese extreme Verengung bildete offenbar die Ursache dafür, daß unsere Schafe, obgleich sie praktisch als ausgewachsen gelten könnten, einen durch die Eiweißzulage bewirkten Mehransatz errechnen ließen, der entgegen unserer Erwartung *nahezu ausschließlich auf einer Stickstoffretention beruhte* (bei Umrechnung dieser Retention auf Kalorien Körpereiweiß: 80 bis 100% (bei KELLNER nicht über 20%) der insgesamt im Ansatz ermittelten Energie).

3. Der Anteil der in der Eiweißzulage verabfolgten Bruttoenergie an der Gesamtenergieeinnahme unserer Versuchstiere betrug 20%, während der Anteil der *Nettoenergie* des zugelegten Eiweißes an der Gesamtenergiezufuhr nur noch 4 bis 5% ausmachte. Aus diesem Mißverhältnis, das erneut die große Schwäche des Differenzversuches in der Überernährung aufdeckt, erklärt sich wenigstens teilweise die schlechte Übereinstimmung der für die *Nettoenergie unserer Eiweißzulage* bestimmten Werte. Daß diese Werte durchweg niedriger ausfielen als der von KELLNER für Klebereiweiß ermittelte, läßt sich zunächst aus dem Unterschied der Werte für die umsetzbare Energie erklären. Im weiteren scheint unsere Eiweißzulage, vermutlich wegen der extremen Verengung des Nährstoffverhältnisses, eine stärkere Wärmeproduktion bewirkt zu haben, als dies in den KELLNERschen Versuchen mit Klebermehl der Fall war.

4. Die *kombinierten Zulagen,* die das Nährstoffverhältnis nicht so weitgehend, d. h. von 1 : 7,7 auf 1 : 5,8 verengte, bewirkte einen Mehransatz, der erwartungsgemäß zur Hauptsache, d. h., kalorisch berechnet, zu 73 bis 93% aus Körperfett bestand.

   Trotzdem ist unser Versuch, einen repräsentativen Wert für die Nettoenergie des geprüften Proteingemisches aus der Gesamtansatzwirkung der kombinierten Zulage abzuleiten, vorläufig als gescheitert zu betrachten. Wir glauben aber, daß die Bemühung, die Nettoenergie des Nährstoffes Eiweiß in der Überernährung und bei überwiegender Körperfettbildung zu bestimmen, vor allem beim Wiederkäuer eher zu brauchbaren Werten führen dürfte, wenn das zu prüfende Eiweiß dem Grundfutter in Kombination mit einer geschickt zusammengestellten, stickstofffreien oder stickstoffarmen und hinsichtlich ihrer Ansatzwirkung bekannten Komponente zugelegt wird, als wenn man es, wie wir dies versuchten, als alleinige Zulage verabfolgt.

Diskussion:

Zum Vortrag CRASEMANN kam die Diskussion auf die Schwierigkeiten zur Erfassung repräsentativer Durchschnittswerte für den Eiweißansatz, wie sie durch die Wertigkeit und den Mengenansatz für Eiweiß gegeben sind.

4. KMENT/Wien

Die Erforschung des Eiweißstoffwechsels unter Verwendung von Radioisotopen

Durch die Verwendung von Isotopen wurde einwandfrei klargestellt, daß eine strenge Trennung zwischen endogenen und exogenen N-Stoffwechsel nicht möglich ist. Isotopen-markierte Aminosäuren gelangen in den „N-Pool", deren Ausscheidungshöhe im Darm sich verkehrt proportional zur Intensität des Eiweißstoffwechsels verhält. In der Leber werden neben dem Lebereiweiß fast 50% der Körperproteine aufgebaut. Vor allem sind es die Bluteiweißkörper Albumin, Globulin, Fibrinogen und Prothrombin. Die in der Leber synthetisierten Plasma-Albumine sind das Hauptmaterial für die Synthese der spezifischen Organproteine. Mittels radioaktiver Isotopen konnte nachgewiesen werden, daß der lebende Organismus Eiweißkörper zu speichern vermag. Dieses „Reserve-Protein" befindet sich vorwiegend in der Leber, meistens als Fermente, kann aber bei Bedarf in Plasma-Proteine oder „Wirkproteine" umgewandelt werden. Die Größe des Eiweißstoffwechsels ist umgekehrt proportional der Körpergröße. Während des Wachstums und bei Regenerationen findet sich eine beschleunigte Eiweißsynthese (durchströmte Leber, Leberschnitte, Homogenate, Leberregenerate, embryonales und nichtembryonales Gewebe).

Der Mechanismus der Eiweißsynthese aus Aminosäuren ist keine einfache Umkehr der hydrolytischen Spaltung. Die enzymatische Säureamid-Bindung (Peptidbindung) erfolgt nur beim Vorhandensein energiereicher Derivate von Aminosäuren, vor allem ist ATP notwendig. Ob die Proteine durch schrittweisen Aufbau der Eiweißketten oder nach der Matritzentheorie entstehen, ist noch nicht klar erkannt. Markierte Aminosäuren werden nur beim Vorhandensein von Nucleinsäuren enzymatisch zu Proteinen synthetisiert. Auch Oligo- und Mononucleotid-Gemische besitzen diese Fähigkeit. Die stärkste Ausbeute erhält man bei Zusatz arteigener Desoxy-Ribonucleinsäure, artfremde Nucleinsäuren haben keine Wirkung.

5. NEHRING/Rostock

Über die Durchführung von N-Bilanzversuchen als Grundlage der Bestimmung der biologischen Wertigkeit von Eiweißstoffen.

Untersuchungen, die im Institut von Herrn Prof. STOTZ in Kiel in den letzten Jahren durchgeführt worden sind, scheinen darauf hinzuweisen, daß bei der Durchführung der N-Bilanzversuche in den Tieren sich nicht die N-Mengen wiederfinden lassen, die sich auf Grund des N-Ansatzes ergeben müßten. Eigene Beobachtungen, die in die gleiche Richtung wiesen, gaben Veranlassung, dieser Frage in länger dauernden N-Bilanzversuchen an Ratten wie auch an Schweinen nachzugehen.

Verschiedene Versuchsreihen an Ratten ließen erkennen, daß hier gleichfalls erhebliche Differenzen zwischen den vom Tier retinierten und den im Tierkörper wiedergefundenen N-Mengen auftreten. Diese Verluste lagen im Mittel der Versuche zwischen 10–40% und überstiegen in einer Versuchsreihe sogar 50%. Bei den jungen, schnell wachsenden Tieren sind die Verluste im allgemeinen niedriger; sie scheinen stark anzusteigen in den späteren Abschnitten bei der Umstellung des Fleischansatzes auf den Fettansatz. Der Bildung von Ammoniak ist keine besondere Bedeutung zuzumessen. In einer besonderen Versuchsapparatur (Unterwasser-Apparatur) wurde die Bildung von elementarem Stickstoff untersucht. Die kleine Zunahme in der Menge an N_2 lag innerhalb der Fehlergrenze, so daß diese Möglichkeit zunächst noch auszuschließen ist.

In einer Versuchsreihe an wachsenden Schweinen wurde eine Differenz von ca. 16,6% des retinierten N bzw. 6,2% des aufgenommenen N festgestellt, ohne auch hier eine Ursache für die Verluste angeben zu können.

Bei der großen Bedeutung dieser Frage sind die Untersuchungen fortzusetzen.

6. COLUMBUS/Halle

Ergebnisse und Einzelfragen der Methodik zur Bestimmung der biologischen Eiweißwertigkeit

Die Verwertung exogener Aminosäuren oder die Bestimmung der biologischen Eiweißwertigkeit (=BW) verschiedener Proteine wurde vergleichend nach folgendem Verfahren ermittelt:

1. N-Bilanz-Methodik,
2. Aufzucht-Methodik,
3. Bestimmung des Aminosäure-Gehaltes der Proteine.

Bei der Anwendung kurzfristiger N-Bilanzversuche stehen die BW-Resultate in Abhängigkeit von gleichbleibenden Versuchsbedingungen.

Beachtet wurden:

1. genetisch gleichartige wachsende und gleichaltrige Versuchstiere (wachsende Ratten, Schweine, Hühner, Kaninchen).
2. N-freie Standard-Diät = Grundfutter bestehend aus Stärke, Zucker, Fett, Zellstoff, Vitaminen und Mineralstoffen, anteilmäßig je Tierart.
3. Vergleichbare Höhen der Proteingaben.

Nach der Durchführung von N-Bilanzversuchen dienten als Bezugsgrößen zur BW-Berechnung die signifikant zum Körpergewicht in Beziehung stehenden Größen der endogene Harn-N (= EHN), der Darmverlust-N (= DVN) oder der N-Erhaltungsbedarf (= Addition EHN + DVH = NEB) sowie die jeweilige N-Retention und demgegenüber die N-Aufnahme von jeweiligem Versuchsmaterial. Die beobachtete biologische Wertigkeit einzelner Proteine für Erhaltung und Wachstum zeigte bei einer bis zu 10% oder im Vielfachen zum NEB steigenden Proteingabe allgemein eine korrelativ sinkende Tendenz. Sortenunterschiede der Eiweißträger oder deren technische Beeinflussung lassen sich nach diesem Verfahren bei Tierversuchen deutlicher als bei stabiler Proteingabe erkennen. Andererseits zeigten sich BW-Differenzen für gleiche Proteine bei verschiedenen Tierarten. BW-Unterschiede konnten gefunden werden für Gerstensorten bei Ratten und Schweinen, während unter gleichen Bezugsgrößen die Werte beim Geflügel wesentlich niedriger lagen. Entgegengesetzt fielen die Auswertungen für Weizensorten für diese Tierarten ab. Gleiche Differenzen nach Sorten oder Tierarten konnten festgestellt werden für Felderbsen-, Ackerbohnen-, Lupinen- und Sojasorten. Bei letzteren ließen sich bei erhitztem Material um 25% höher liegende Werte finden als bei unbehandelten Sorten.

Auf Grund des nach ionophoretisch-papierchromatischem Verfahren bestimmten Aminosäuregehaltes zeigten sich bei drei Sojasorten und zwei Gerstensorten für die Limitanten Phenyl-analin, Leucin/Isoleucin, Valin, Arginin und Methionin Abweichungen. Das nach BLOCK/MITCHELL oder OSER angewandte BW-Berechnungsverfahren führte nicht zu den gleichen Werten der Tierversuche, wobei die EAA-Index-Daten nach OSER den Tierversuchsergebnissen nahe kamen. Die Milch- oder Vollei-Protein-Indices entsprechen nicht ohne weiteres dem AS-Bedarf der Tierarten in ihren Entwicklungsintervallen oder Auswertungsvermögen.

Bei der Gegenüberstellung der scheinbaren oder wahren Eiweißverdaulichkeit und der scheinbaren oder wahren Aminosäure-Verdaulichkeit konnte bei größeren Proteingaben für die wahre AS-Verdaulichkeit mit der wahren Eiweißverdaulichkeit eine bessere Übereinstimmung festgestellt werden als bei niedriger Proteingabe.

Bei der Frage des ergänzenden Wirkungsgrades einzelner Proteine (Gerste, Vollmilch, Hefe), in verschiedenem Verhältnis zueinander und in verschiedener Menge verabreicht, konnte innerhalb des Verwertungsrahmens der Versuchstiere die für isolierte Proteine gefundene abnehmende BW-Tendenz nicht mehr festgestellt werden, auch stimmten die nach AS berechneten Eiweißwerte mit den Tierversuch-Daten wesentlich besser überein.

Gegenüber den kurzfristigen N-Bilanzversuchen führten 10-wöchige Aufzucht-Versuche an Albinoratten zu wesentlich abweichenden und niedriger liegenden BW-Resultaten. Auf Grund der Bezugsgrößen NEB in Summen, N-Retention gemäß Versuchstieranalytik und Menge des resorbierten N entspricht auch der Verlauf dieser Aufzuchtversuche dem Prinzip der N-Bilanzversuche. Andererseits differierten die BW-Daten der kurzfristigen N-Bilanzversuche und der langfristigen Aufzuchtversuche je nach Proteinart oder Proteinzusammenstellungen um 24–35%. Allerdings differieren bei reduzierter Versuchszeit diese BW-

Unterschiede unter sich gering um 7–9%. Wurden hierzu die N-Bilanzen je Woche mit den Gesamtresultaten von 10 Wochen verglichen, dann ergeben sich zeitbedingte BW-Unterschiede innerhalb 10–35%, wobei im Anfang- und Mittelabschnitt der Aufzuchtversuche die BW-Resultate den kurzfristig bestimmten Werten recht nahe liegen können.

7. DREPPER/München

Experimentelle Wertbeurteilungsmöglichkeiten für Futtermittelrohproteine durch chemische Analysen und Tierversuche

Der Vorteil der chemischen Eiweißbausteinanalyse zur Wertbeurteilung von Futtermittelrohproteinen liegt in gleichzeitiger Feststellung des möglichen Wertes und des ggf. verursachenden Mangels. Der Nachteil, daß nur der theoretische Wert, nicht aber der tatsächliche, ermittelt werden kann, ist durch gleichzeitige Verdaulichkeitsermittlung z. T. zu eliminieren. Die Tierversuchsmethodik ermöglicht demgegenüber eine Prüfung des wahren Wertes des gesamten Futtermittelrohproteins. Vergleichende Untersuchungen über die Feststellung des „Net Protein Value" (NPV) mit Hilfe der N-Bilanzmethode nach MITCHELL sowie der Methoden nach BENDER und MILLER (direkte Körper-N-Analyse und N/H_2O-Relation) ergaben gute Übereinstimmung.

Proteinquelle	BW	NPV Mitchell	NPV Bender Körper-N	NPV Bender N/H_2O
I. Vollei	91,14	82,47	79,67	79,44
II. Rattenalleinfutter	79,14	57,11	55,44	56,96

Es wird vorgeschlagen, den bisher als „retinierten N" bezeichneten Teil der Formel nach MITCHELL zukünftig als „retentionsfähigen N" zu benennen.

Die N-Retention, ermittelt durch direkte Körper-N-Analyse, zeigt um 30–40% tiefere Werte als bei Berechnung aus N-Bilanzen. Die Bedeutung dieses Befundes liegt darin, daß eine bisher als ausgeglichen angesehene N-Bilanz (Kjeldahlanalyse) tatsächlich einen N-Zuschuß des Körpers erfordert.

Offenbar scheidet der Körper einen Teil des Nahrungs-N in bisher nicht erfaßter oder erfaßbarer Form auf dem bekannten Wegen oder in der Form von Gas aus.

Diskussion:

Zu den Vorträgen KMENT, NEHRING, COLUMBUS und DREPPER stand die Frage des analytisch nicht erfaßbaren retinierten Stickstoffs („Stickstoffverlust") im Vordergrund. Eine Bildung von elementaren Stickstoff, Stickstoffverluste beim Trocknen des Kotes scheiden als Fehlerquelle aus, findet nicht statt, dagegen blieb in der Diskussion die Frage sonstiger analytischer Fehler und deren Kumultation in längerer Versuchsfolge offen. Die schon in der Forschung frühzeitig aufgeworfene Frage des „Stickstoffverlustes“ und ihre Verneinung (s. Sigmar Graf zu Dohna-Schlobitten: „Kann die Stickstoffbilanz durch die Stickstoffbestimmung in Nahrung und Ausscheidungen hinreichend genau festgestellt werden?“, Arch. Tierernährg. u. Tierzucht *6*, 415 *1931*) bedarf einer baldigen Klärung, um die bisher gewonnenen Kenntnisse über den Stickstoffansatz zu sichern.

8. LENKEIT/Göttingen

Die negative N-Bilanz während der Laktation als Folge der N-Zufuhr (der N-Speicherung) während der Tragzeit (nach Versuchen an Sauen).

Wie vom Vortragenden und seinen Mitarbeitern bereits veröffentlicht wurde, war bei konstanter Fütterung mit durchschnittlichen Eiweißgaben bei Sauen das Phänomen der negativen N-Bilanz in den ersten Laktationswochen festgestellt worden. Diese Minus-Bilanz konnte weder mit einem Eiweißmangel noch mit der N-Ausscheidung in der Milch in Beziehung gebracht werden. Allein im Harn war die N-Ausscheidung zu Laktationsbeginn größer als in späteren Laktationsstadien. Es wurde angenommen, daß der Verlauf der N-Bilanz während der Laktation durch die Ernährung während der Tragzeit beeinflußt wird, also ein Ausklang der Tragzeit ist.

Zur Klärung dieser Annahme wurden weitere Versuche mit Sauen kurz vor dem Belegen begonnen und über die gesamte Tragzeit und Laktation und einige Zeit danach durchgeführt. Es wurde gefunden (s. Tab.), daß der gravide Organismus bei reichlicher Eiweißernährung größere N-Mengen, bei reichlicher Mineralstoffzufuhr größere Mineralstoffmengen (z. B. Ca, P) zu retinieren vermag als für den Aufbau der Konzeptionsprodukte erforderlich ist (= *„Super-Retention“*).

Mit Eintritt der Laktation setzt auch hier wieder die beobachtete negative Bilanz ein. Diese trat auch nach Verhinderung der Laktation bei einem Tier (durch Töten der Ferkel sofort nach der Geburt) auf, d. h. diese negative Bilanz ist von der Milchbildung unabhängig.

In weiteren Versuchen ergab sich, daß die Größe der Eiweißzufuhr wie der Mineralzufuhr während der Tragzeit die Bilanzhöhe während der Laktation in den ersten Wochen bestimmt. Je größer die zugeführten Eiweißmengen während der Tragzeit sind, umso größer ist die Retention und umso größer ist die Minus-Bilanz nach der Geburt (= *negative Überschuß-Bilanz*); je niedriger die Eiweißmengen während der Tragzeit sind, umso niedriger wird die Minus-Bilanz nach der Geburt (bis zum Ausgleich).

Es ist ein an den Ablauf des hormonalen Zyklus gebundenes Phänomen, das in zwei Phasen abläuft: die *„Speicherung- bzw. Retentionsphase“* während der Tragzeit und folgend die mit der Geburt plötzlich einsetzende *„Abbau- bzw. Ausscheidungsphase“*. Es kann angenommen werden, daß das Wachstumshormon und vor allem die Keimdrüsenhormone entsprechend ihrem Anstieg in Blut und Harn die Aufbauphase steuern; kurz vor Eintritt der Brunst ist nämlich ebenfalls die N-Bilanz stärker positiv als gewöhnlich. Diese Annahme bleibt jedoch noch zu klären, wie die Frage, ob die Ausscheidungsphase nur durch den plötzlichen Abfall der Keimdrüsenhormone oder vielleicht durch gesteigerte Funktion der Nebennierenrinde bedingt wird.

Versuch Sau Rap. II

I. Tragezeit	N g	P g
Zufuhr tägl. 1.— 90. Tag	65,70	15,3
90.—150. Tag	140,60	34.2
Retention in 115 Tagen	+ 1879,24	241,6
Abgabe Geburt	340,98	107,5
Im Muttertier verblieben	1538,26	134,1

II. Laktation		
Zufuhr täglich	140,6	34,2
Bilanz 1.— 5. Tag	— 55,44	— 4,2 (1.—10. Tag)
6.—10. Tag	— 45,78	
16.—20. Tag	— 13,40	— 2,5

Auch der *Gewichtsverlust* (physiologischer G.) der Sau, kurz nach der Geburt maximal einsetzend und bis zum 20. Laktationstag abfallend, wurde als ein Ausklang der Tragezeit und unabhängig von der Laktation gefunden; er trat nämlich auch bei verhinderter Laktation auf.

9. HENNIG/Jena

Ein Beitrag zum Eiweißstoffwechsel auf Grund von Versuchen bei weiblichen Schweinen

Bei ternärer Kost wurde die minimale N-Ausscheidung von Sauen untersucht. Der endogene Harn-N + der Darmverlulust-N (und damit auch die Gesamt-N-Ausscheidung) stehen in Beziehung zum Lebendgewicht des Tieres. Es wurden für alle drei Größen entsprechende Gleichungen errechnet. Die Ermittlung des Darmverlust-N ist auch im Zulageverfahren möglich, da der DVN gleich der Größe der Verdauungsdepression der N-haltigen Substanz ist.

In N-Bilanzversuchen wurde die biologische Wertigkeit der Futtermittel für Erhaltung ermittelt und die entsprechenden Zahlen mit den beim wachsenden

Schwein erhaltenen verglichen. Bei N-Bilanzversuchen im letzten Stadium der Trächtigkeit ergab sich, daß die N-Retention im untersuchten Bereich von der N-Zufuhr abhängig ist. Bei säugenden Sauen durchgeführte N-Bilanzversuche ergaben, daß in der „Ausscheidungsphase" nach der Geburt keine Eiweißwertigkeitsermittlungen durchgeführt werden können, da die Harn-N-Ausscheidung nach der Geburt nicht in direktem Zusammenhang mit dem zugeführten Futter-N steht. Es wurden die Ergebnisse einiger Versuche mit verschiedenen Futtermitteln nach Ende der Ausscheidungsphase mitgeteilt.

Diskussion:

Zu den Vorträgen LENKEIT und HENNIG wurde die Frage diskutiert, inwieweit eine N-Einlagerung bei der Sau während der Trächtigkeit im Zusammenhang mit dem Hormonbild in diesem physiologischen Stadium steht und ob die biologische Wertigkeit des zugeführten Eiweißes den Grad der N-Speicherung beeinflußt.

10. HILL/Hannover

Die Abhängigkeit des Gehaltes essentieller Aminosäuren der Muskulatur und Leber von der Art des Eiweißes in der Ernährung beim Schwein

1. Bei Mangel an tierischem Eiweiß in der Fütterung ergab sich gegenüber biologisch hochwertig ernährten Schweinen in Leber, Herz und Skelettmuskel ein höherer Wasser- und geringerer N-Gehalt.

2. An der Verringerung des N-Gehaltes sind 8 essentielle Aminosäuren in Leber und Skelettmuskel signifikant beteiligt.

3. Innerhalb 5 Fütterungsgruppen mit unterschiedlichen, aber ausreichenden Eiweißquellen sind die Schwankungen im Gehalt an 8 essentielen Aminosäuren der Muskulatur nicht signifikant.

11. PRINZ/Hannover

Der Aminostickstoffgeholt des Blutes in Abhängigkeit von der Zufuhr von Eiweiß und Eiweißhydrolysaten beim Schwein

Mit der relativ einfachen Methode der Aminostickstoffbestimmung im Blut nach Folin, modifiziert nach Antener, ist es möglich, Zusammenhänge zwischen der Zufuhr von Eiweiß und Eiweißhydrolysaten und dem Aminostickstoffgehalt des Blutes beim Schwein zu klären. Zwecks Untersuchung der Resorptionsverhältnisse wurden Methionin, Aminobuttersäure, Blutmehl und das Eiweißhydrolysat „Nesmida" (Nestle) im Tierversuch getestet.

Die Resorptionsmenge und -geschwindigkeit ist bezogen auf das Verhalten des Aminostickstoffspiegels des Blutes abhängig von der Beschaffenheit des Substrates, von der Konzentration und von der Zeit. Die Resorptionsausbeute lag bei Methionin am höchsten. Im Nüchternwert des Blut-Aminostickstoffgehaltes zeigen sich keine Unterschiede zwischen normalernährten und eiweißmangelgefütterten Tieren. Eine frühzeitige klinische Erfassung von im Eiweißmangel oft anzutreffenden degenerativen Leberschädigungen gestattet die Methode bei unbelasteten Tieren nicht.

Diskussion:

Es wurde zum Vortrag HILL auf die Mitwirkung des Fettanteiles auf das Versuchsergebnis hingewiesen und zum Vortrag PRINZ auf andere Möglichkeiten der Veränderung des Blut-Aminostickstoffspiegels, die eine spezifische Aussage für die Resorption von Eiweiß- bzw. Eiweißhydrolysaten erschweren.

12. HÖRNICKE/Hannover

Gaswechselmessungen am eiweißmangelernährten Schwein

Es wird eine Apparatur beschrieben, mit der es möglich ist, den Sauerstoffverbrauch und die Kohlendioxydproduktion von Schweinen bis zu 50 kg Gewicht fortlaufend aufzuzeichnen. Mit dieser Anordnung wurden Tagesprofile des Gaswechsels, des respiratorischen Quotienten und der Kalorienproduktion bei mehreren Schweinen aufgenommen. Alle Tiere zeigten einen ausgesprochenen Tagesrhythmus der Aktivität mit einem Maximum zwischen 16^{00} und 18^{00} Uhr und einem Minimum zwischen 6^{00} und 7^{00} Uhr. In der Form der Tageskurve bestehen ausgeprägte individuelle Unterschiede. Der Verlauf des respiratorischen Quotienten wird unabhängig von Tageszeit und Aktivität durch den Zeitpunkt der Fütterung bestimmt. Für etwa 5 Std. nach der Nahrungsaufnahme steigt der RQ an, sinkt dann ab und erreicht nach 24 Std. den Nüchternwert. Bei Kümmertieren wurde ein gradliniger Verlauf des RQ beobachtet. Ein Anstieg nach der Fütterung fehlte.

13. BRÜGGEMANN/München

Die Bedeutung der Vitamine für die Ernährung unserer Nutztiere

In diesem Übersichtsreferat zur Einleitung des zweiten Themas der Tagung wurde auf die praktische Anwendung gewisser Vitamine in der Tierernährung hingewiesen.

14. ROSENBERGER/Hannover

Über die durch Vitamin-A-Mangel verursachte Erblindung der Jungrinder

Die früher unter der Bezeichnung „Schönblindheit“ mit unbekannter Ursache laufende Sehstörung tritt im Regelfall im Alter von 6–15 Monate auf. Bevorzugt betroffen werden zur Zucht bestimmte Jungbullen. Als wichtigstes Symptom zeigen die stets vollständig erblindeten Tiere bei ungestörten Allgemeinbefinden auf beiden Augen extrem weite Pupillen, die sich auch bei stärkstem Lichteinfall nicht verengen. Durch Ausschluß anderer Ursachen und Carotinbestimmungen des Futters, sowie Blut- und Leberuntersuchungen bei erkrankten Tieren wurde diese Erblindung als eine A-Hypovitaminose aufgeklärt. Histologische Untersuchungen von COHRS ergaben einen Schwund der Ganglienzellen in der Nervenzellschicht der Retina. Da zugrundegegangene Ganglienzellen aber niemals durch neue ersetzt werden können und Gliasubstanz an ihre Stelle zu treten pflegt, erklärt sich hieraus die Unheilbarkeit des Leidens. Durch die Klarstellung des Wesens und der Ursache wurde der Weg für eine sichere Prophylaxe gewiesen: Ergänzung der Rationen durch Carotin-reiche Futtermittel oder Beigaben von gutem Lebertran oder Vitamin-A-Präparaten, insbesondere bei der Bullenaufzucht, sind bewährte vorbeugende Maßnahmen.

15. TIEWS/München

Über den Resorptionsumfang des Vitamin A aus stabilisierter Vitamin A-Konzentration im Vergleich zu natürlichen Vitamin-A-Quellen

Der intermediären Stoffwechselwirkung eines peroral verabreichten Vitamins geht zwangsläufig die notwendige Resorption des Vitamins aus dem Lumen des Darmkanals voraus. Ist der Resorptionsumfang der zugeführten Stoffmenge gering, wird auch der intermediär erzielte Stoffwechseleffekt nur gering ausfallen. Entsprechend umgekehrt liegen die Verhältnisse, wenn der Resorptionsumfang des fraglichen Stoffes sehr groß sein wird.

Jede Ermittlung von Bedarfszahlen einer Tierart für bestimmte Vitamine ist mit der meist unbekannten und unsicheren Resorptionsgröße des betreffenden Vitamins, die vielseitigen Schwankungen unterliegen kann, belastet. Eine schlechte Resorption des angebotenen Vitamins aus einer Diät muß den Bedarf zwangsläufig heraufsetzen und umgekehrt.

In Rattenexperimenten wurde versucht, Aussagen über den Resorptionsumfang von 14 verschiedenen Vitamin A-Präparaten zu treffen. Es zeigte sich, daß bei peroraler Eingabe gleicher Vitaminmengen der Prozentsatz des in der Leber des Versuchstieres (Ratte) gespeicherten Vitamin A bei pulverförmigen stabilisierten Vitamin A-Präparaten größer war (30–40%) als die entsprechende Vitamin A-Speicherung von 22–25% bei Eingabe öliger Vitamin A-Konzentrate.

Eine mit Wasser in jedem Verhältnis mischbare Vitamin A-Emulsion zeigte die besten Vitamin A-Leberspeicherungswerte von 60% und übertraf eine Lebertranemulsion weit, bei deren Verabreichung nur 27% des insgesamt zugeführten Vitamin A nach 4 Tagen in der Leber wiedergefunden wurde.

Der Prozentsatz des in der Rattenleber gespeicherten Vitamin A im Vergleich zur peroral verabfolgten Vitamin A-Menge wurde als Resorptionsindex bezeichnet und ist nicht dem tatsächlichen Resorptionsumfang des Vitamin A aus dem zu untersuchenden Präparat gleichzusetzen. Dieser liegt vielmehr höher, weil der Resorptionsindex nur die Vitamin A-Speicherung in der Leber nach 4 Tagen erfaßt, nicht dagegen im Körper bereits verbrauchte, wieder ausgeschiedene oder andernorts festgelegte Vitamin A-Mengen berücksichtigt.

Die frühere Lehrmeinung, nach der das Vitamin A nur aus öligen Vitamin A-Präparaten optimale Resorptionsbedingungen findet, wird durch die mitgeteilten Untersuchungsergebnisse insofern widerlegt, als die Resorptionsindices pulverförmiger Vitamin A-Konzentrate verglichen mit öligen Vitamin A-Konzentraten um ca. 50–70% höher liegen.

16. DECKER/Hannover

Beeinflussung des Vitamin A-Stoffwechsels durch exogene körperfremde Faktoren

Gemeinsam mit HILL und SIEGMUND wurde festgestellt, daß sich durch Vitamin A-Gaben das Leber-Vitamin A-Depot Holzschutzmittel-vergifteter Meerschweinchen auffüllen läßt, daß das Vitamin A jedoch nach 48 Stunden wieder aus der Leber verschwunden ist. Durch gleichzeitige Gabe von Vitamin A und Vitamin E gelingt es, über die ganze Versuchsdauer einen normalen Vitamin A-Gehalt der Leber aufrecht zu erhalten und den Abfall von Vitamin A zu verhüten. Die übrigen Vergiftungssymptome werden aber dadurch *nicht* beeinflußt.

17. NIESAR/München

Der Einfluß der Vitamine A und E auf den Nucleinsäurestoffwechsel

Die Intensität des Eiweißansatzes und somit des Wachstums des Organismus ist weitgehend abhängig von der Nucleinsäurekonzentration in den Geweben. Für die Auswertung von Eiweißbilanzversuchen muß es somit von Interesse sein, ob eine Beeinflussung des Nucleinsäurestoffwechsels durch exogene Wirkstoffe gegeben ist.

In zahlreichen Versuchen an Ratten der Sprague-Dawley-Zucht wurde der Einfluß der Vitamine A und E auf den Nucleinsäurestoffwechsel untersucht. Im Vitamin A-Mangelzustand ist eine Erniedrigung der Desoxyribonucleinsäuregehalte in einigen Organen ektodermaler Herkunft festzustellen. Nach Applikation von Vitamin A-Alkohol an normal ernährte Tiere tritt eine Erhöhung der Desoxyribonucleinsäuregehalte vornehmlich in den Organen Haut, Hoden, Lunge, Nebennieren und Darm auf.

Vitamin E steigert bei normal ernährten Ratten sowohl die Desoxyribonucleinsäuregehalte von Leber, Haut und Hoden, als auch die Ribonucleinsäuregehalte von Muskel und Leber.

Da durch hohe Dosen Vitamin A die Allantoinausscheidung im Harn der Ratte gesenkt wird, andererseits im Vitamin E-Mangel eine Erhöhung derselben eintritt, ist anzunehmen, daß die Vitamine hemmend in den Nucleinsäureabbau eingreifen.

Weitere Erkenntnisse über die Beeinflussung des Nucleinsäurestoffwechsels durch exogene Wirkstoffe, dürften wichtige Rückschlüsse auf die Eiweißverwertung im Organismus erwarten lassen.

Diskussion:

Die vorangehenden Vorträge über Vitaminfragen wurden gemeinsam diskutiert. Die oft gefundene Tatsache, daß die Größe des Vitamin A-Speichers der

Leber und auch des Carotinspeichers nicht in allen Fällen direkt den Verbrauch von Vit. A am Ausscheidungsort beeinflußt, fand durch weitere Beispiele (Vit. A-Ausscheidung mit der Milch bei Kuh und Sau, Kollostrum) eine Bestätigung, auch wurde bei Nachtblindheit Carotin in der Leber gefunden. Die noch ungeklärten Verhältnisse im Vitamin A-Stoffwechsel haben erhöhte Bedeutung für die menschliche Ernährung.

Die *Mitgliederversammlung der Gesellschaft* für Ernährungsphysiologie der Haustiere am 23. April 1956 in Gießen verabschiedete die „Richtlinien für die Durchführung und Auswertung von praktischen Fütterungsversuchen an Haustieren" und gab folgende Empfehlungen heraus:

1. als Erweiterung für die Empfehlungen der Gesellschaft zur Fütterung mit Antibiotika:

   „Die Antibiotika können, besonders bei schlechter Aufzucht und Stallverhältnissen, auch bei Ferkeln und Sauen sich günstig auswirken, desgleichen in der Aufzucht des Kalbes. Die Wirtschaftlichkeit ist abhängig von der Fütterung."

2. als weitere Empfehlungen:

   a) Die Fütterung von Thomasphosphat kann von seiten der Gesellschaft nicht empfohlen werden, da die Auswirkung der Thomasphosphatfütterung wissenschaftlich nicht geklärt ist.

   b) Die Wertbegründung für die Beimischung von Methylenblau zu Futtermitteln erfordert einen Fütterungsversuch. Holzkohle ist nicht als wertbestimmender Faktor anzusehen.

BRUNE-Göttingen

Eingegangen am 31. 5. 56